もしも突然、
がんを告知された
としたら。

順天堂大学名誉教授
樋野興夫

東洋経済新報社

はじめに

私は二〇〇八年から「がん哲学外来」を開いていますが、よく、「がんの哲学とは何ですか？」とか、「外来というからには診療するんでしょう？」と質問されます。

がん哲学外来は、単なる悩み相談とは違いますし、がんを治療することもありません。また、がんについて何かを教えることを主な目的としているわけでもありません。簡潔に言ってしまえば、がんになった人やそのご家族などが、私とともにがんにまつわる人生哲学について対話することが、がん哲学外来の趣旨です。

現在、がんは二人に一人はかかる病気ですから、非常に身近なものです。そして、がんになると、多くの人が人生のさまざまな困難に直面して苦しみます。

なかでもつらいのは、がんになると精神的な苦痛を味わうことです。病気への不安や恐怖におびえ、人によっては人生に絶望してしまうこともありますし、大きな病気になったことがきっかけになり人間関係の問題が生じることもあります。

ただ、こうした精神的な困難の多くは、必ずしもがんになったから起こったのではなく、たとえがんにならなくとも起こり得るものです。

つまり、がんになるということは、単に大きな病気にかかったというだけでなく、人生の転機を迎えたということなのです。

がん哲学外来は、私とがん患者さんやそのご家族が精神的な困難について対面で語り合うことにより、それを乗り越えるきっかけをつかもうとする場になっています。

対話では、私は病理医として数多くのがんを見てきたこれまでの経験と、多くの先達たちが残してくれた知恵をもとに、患者さんやそのご家族が精神的な困難を乗り越えるヒントとなる言葉がないかと探します。

例えば、「〝なぜ〟よりも、〝いかに〟を考えることが大切」「病気になっても病人になってはいけない」という言葉が、がんという病気になったことで起こる不安や恐怖を乗り越えるヒントになることがあります。

また、がんがきっかけで表面化した人間関係の悩みには、「正論よりも配慮」「たいていのことは放っておけばいい」という言葉が役に立つこともあります。

あるいは、がんという大きな病気によって命を失うことの理不尽さや虚《むな》しさを覚えたときに、人生を新たに考える機会が訪れたととらえ、「人生は品性の完成が目的」

「人には最後に死ぬという仕事がある」という言葉をきっかけにして、心を大きく変えることができた人もいます。

現在、がん治療は大きく進歩して、がんで命を落とすことは減り、がんとともに生きていける時代になっています。そうなると大事なのは、これまでのようにがんを予防することよりも、むしろ、がんと共存する心構えを持つことだと思うのです。

なぜなら、病気になっても病人にならなければ、たとえがんになっても幸せに人生をおくり、天寿をまっとうすることができるからです。

*

こうした人生の哲学は、私と患者さんたちとの数多くの対話の中で生まれたものです。それをより広く分かりやすく伝えるために、この本の文章は小説という形をとっています。

登場するのはすべて実際の人物ではありません。名前も病状も実在の人のものではなく、あくまでもフィクションです。しかし、架空とはいえ、文中のどの登場人物も、がん哲学外来に訪れる人々と共通した精神的な苦悩を抱えていて、あたかも、実際の対話の様子を見ているかのような物語が展開されています。

その物語の中では、人生の虚しさを感じる人、孤独感を募らせる人、人生が狂ったと嘆《なげ》く人、人間関係が壊れそうになっている人、社会的地位が失われると恐れる人、配偶者との関係が危機に陥る人、親族とのつらい過去に苦しむ人、人生の最期を迎えようとしている人など、がんになったことで、それまでの人生で気づかなかった困難に改めて直面して、深く悩む人々が出てくるのです。

こうした困難にある人々が、がん哲学外来で、ご自分の問題をどのように明かすのか、それに対して私がどのように考え、どのように応じるのか、そうした雰囲気を感じていただけると思います。

＊

私は長年、病理医としてがんを見続けてきました。がん哲学外来での私は、病理医として培ってきた経験と、腫瘍《しゅよう》やがん細胞から〝教わった〞ことを、いつも心の中に置いています。それは多分、がん哲学外来の空気のようなものとして、患者さんとの対話に微妙に作用していると思うのです。

　実際、がん哲学外来の対話を終えた患者さんのほとんどは、対話の前よりも少し明るくなったり元気になったり、あるいは人生を少しだけ別の角度から見るようになったりといった変化のきっかけをつかんでいます。

　そうした空気感のようなものも、この本の話には織り込まれていて、読むと、実際のがん哲学外来で対話をしているかのように感じていただけるでしょう。人生の風景がこれまでとは違ったふうに見えてきて、世界が少しだけ明るくなったと感じることもあるかもしれません。

　どうか、本書がお役に立ち、皆様の精神的な困難を乗り越えるきっかけをつかんでいただけるようにと、心より願っております。

２０２３年３月

樋野興夫

目次

がんを告知され
一瞬にしてどん底に落ちたような、
先のないトンネルに迷い込んだような……

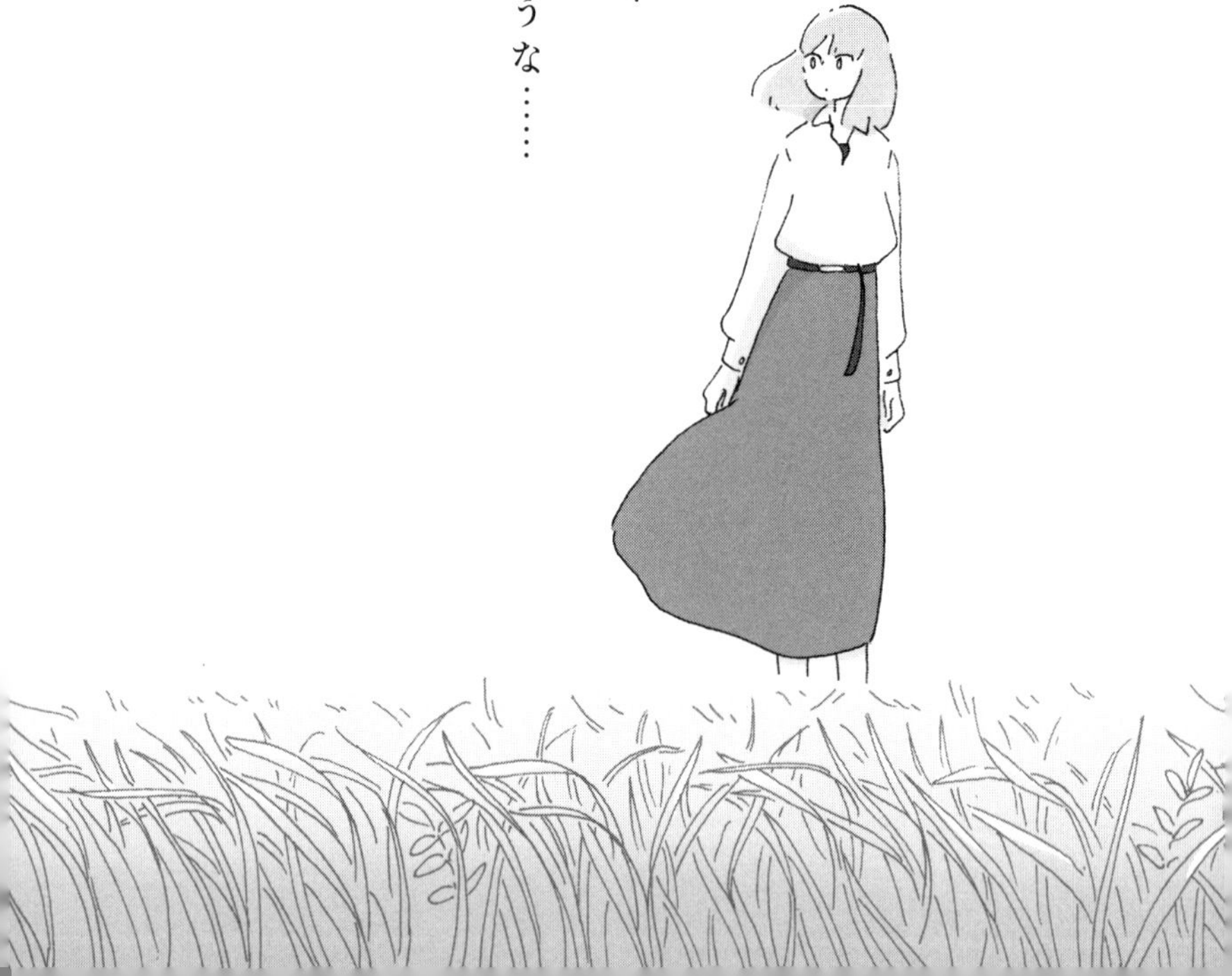

自分のために
時間をとってじっくり向き合ってくれる
誰かがいるだけで、
不安や悩みは
解決しないけれど、解消できる――。

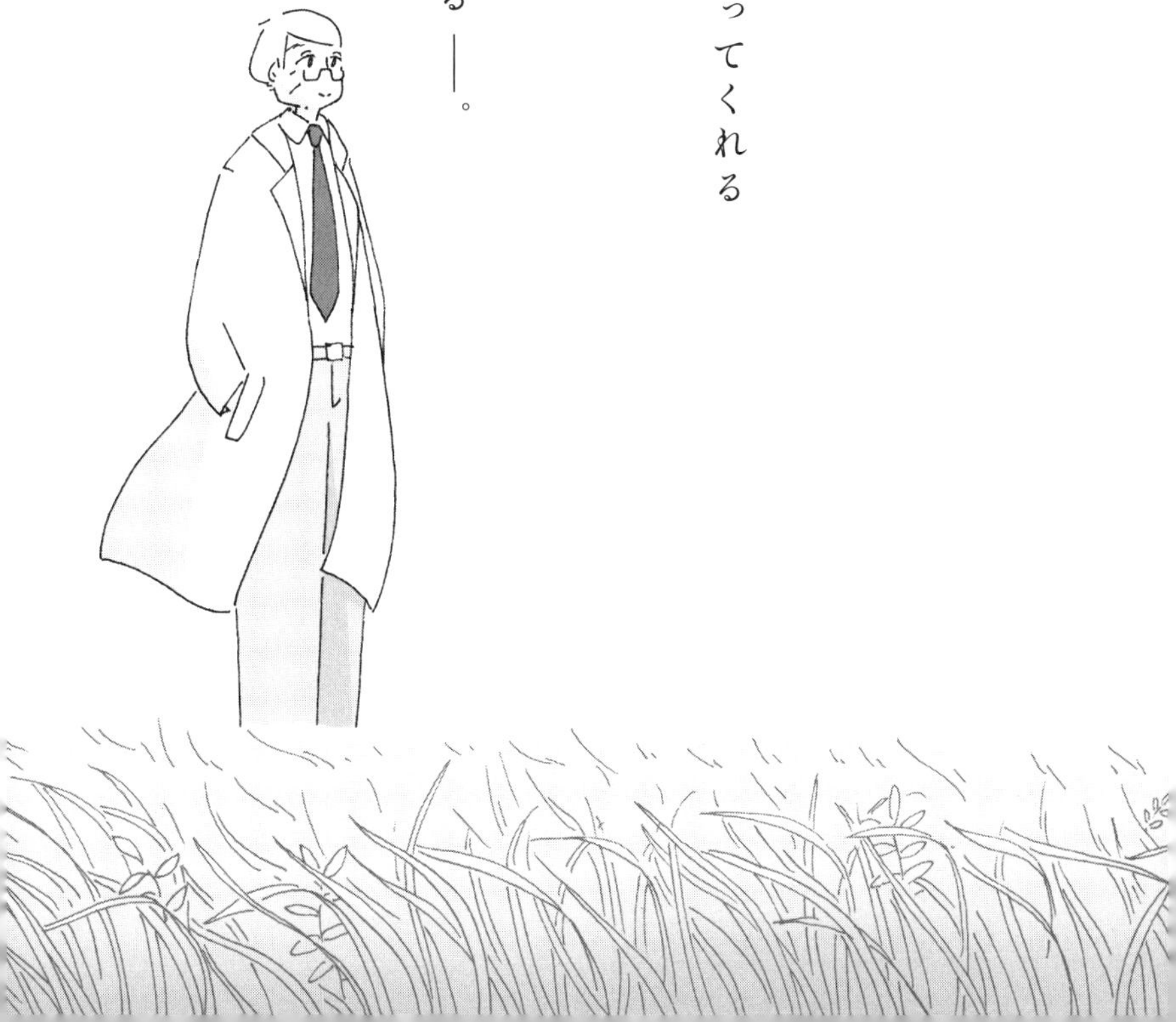

ただ、横にいるだけでいい

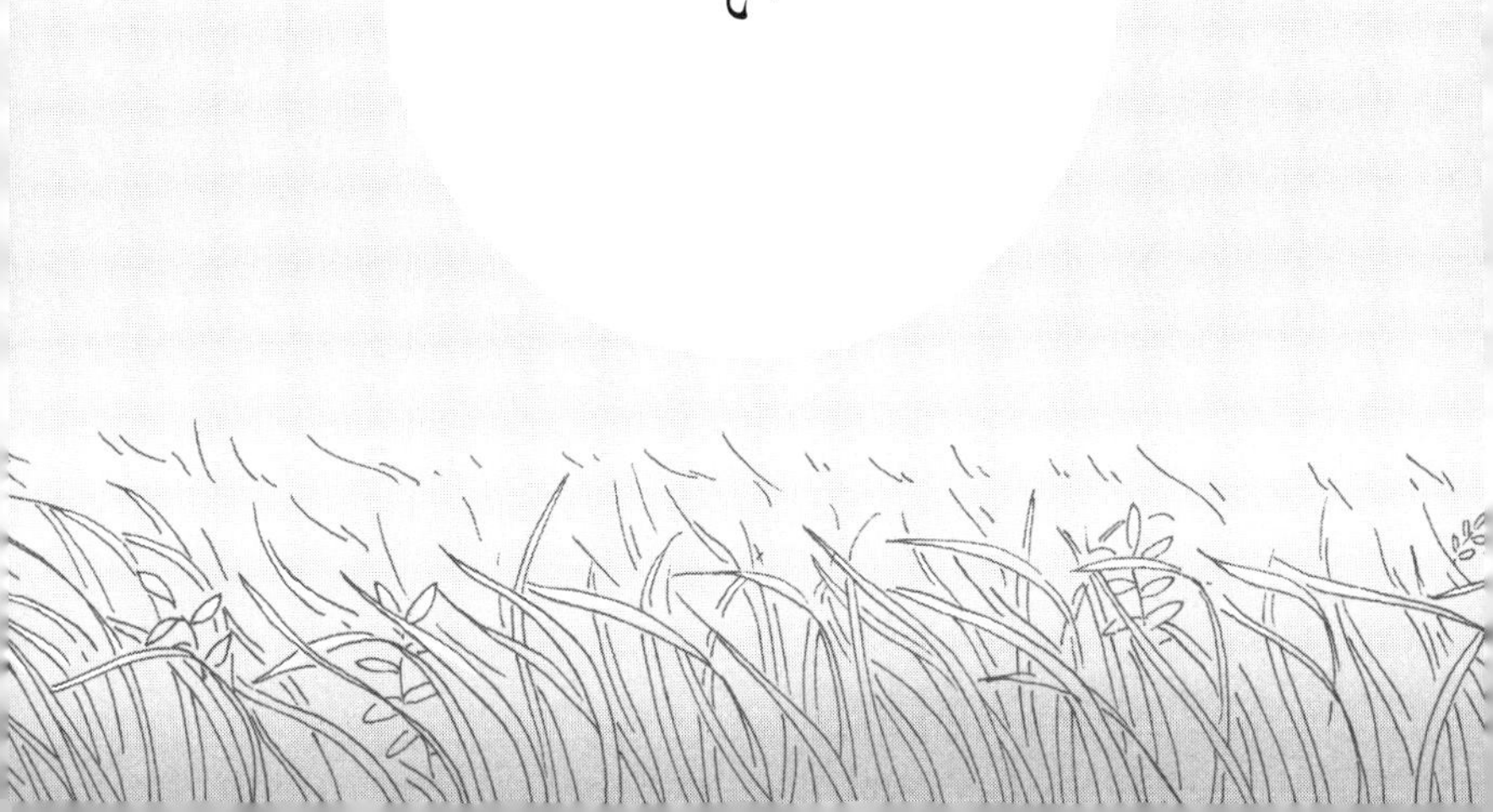

もうずいぶん、沈黙が続いている。時計を確かめると、二人が何も言わなくなって、五分近くが経過していた。

この日、「がん哲学外来」の個人面談にやって来た男性の名前は井上満男さん、年齢は四十八歳で奥さんと十歳になる娘さんがいる。大手書店の営業職で課長を務めていて、半年前に会社の健診がきっかけで大腸がんが見つかる。まだステージⅠでの発見だった。

こうしたことを穏やかな口調で話した後、面談者である井上さんの言葉が途切れた。ホスト役である樋野先生も特に先を促すようなことはしない。さらに沈黙が続いても、先生は平然とコーヒーを飲んでいる。

井上さんは視線を少し下に落とし、両手で持った紅茶のカップを見つめている。温厚そうな開いた眉根《まゆね》は、今、困ったようにやや狭められていた。

面談が始まってほんの数分で、井上さんの温厚《おんこう》で少し気の小さな好人物らしい人柄がうかがえた。先ほどまで話していた間、笑いジワの刻まれた目尻とゆっくり動く視線が印象的な目は樋野先生を柔らかく見つめていたが、先生と視線が合うと照れたように下へとそれを外した。話す口調は静かで、ゆっくりと話す人らしかった。

他方、樋野先生の外貌《がいぼう》については、好々爺《こうこうや》という表現がぴったりと当てはまる。頭には白いものが目立ち、太い眉も半分白くてグレー、両眉の間はのんびりと開いて、八の字を描いて端が少し垂れ下がり気味なのは、サンタクロースの眉を思い起こさせる。意志の強そうな四角い顎《あご》だが、結ばれた口の両端がちょっと上がっていて、いつも笑っているようにも見える。

のんびりしているのは、表情だけではない。動きや話しぶりもゆっくりだ。見ていると「いかにも、ヒマそう」な様子である。

先生と井上さんはもちろん初対面だったが、面談のために彼が入ってきたときの先生の態度は、自室に友人や知り合いを迎えるときとさして変わらない、くつろいだ感じだった。自然な笑顔で、のんびりと、相手の飲み物のことに気を配り、自分のコーヒーを一口すすった。気が向いたら、話でもしようか。そんな様子である。

少し緊張していた井上さんが、先生のくつろいだ態度を見て、ホッとした顔をした。ヒマそうな先生を見て安心した様子で、ここへ来たきっかけから、家族構成、病状まで、ごく自然な感じで話してくれたのだが、今は、言葉が途切れている。

だが、当然なのかもしれない。ここを訪れる人の多くは、他では口にしづらい悩みを抱えている。その相談の言葉を、先生に出そうか出すまいか、今、面談者は内心で葛藤《かっとう》しているのかもしれなかった。

下を向いていた井上さんの視線が上がる。先生はそれに気づいて、いつもの、柔らかい視線で受け止める。

ようやく井上さんが口を開いた。

「私は、がんになるまで、自分が死ぬかもしれないなんて、本気で考えたことがなかったんです」

井上さんは、じっと先生の目を見つめている。さっきまでは、視線が合うとすぐに照れくさそうに下へ逸らしていたのだが、明らかに様子が違う。

「そう」

緊張した声の井上さんに相槌《あいづち》を打つ先生の様子は、依然としてのんびりしたままだ。

彼の表情が硬くなる。開いていた眉根を寄せて、口をへの字に曲げた。

「先ほど、がん哲学外来を知ったきっかけについて聞かれたとき、言わなかったんですが、実は、私、先生のご著書を読んだんですよ。ネットで知って」

先生は相変わらず、世間話でもするようなのんきな調子で言った。

「ああ、そうだったの。本、どうでした？」

ちょっと間が空く。躊躇《ちゅうちょ》したように、井上さんはここで視線を落とす。が、すぐに先生を下から見上げた。

「素直には読めませんでしたね」

温厚そうな笑いジワには似つかわしくない挑戦的な目つきをし、苦笑《にがわら》いを浮かべている。

「どうして？」

穏やかな声で、先生は尋ねた。その顔は、なぜか、一層優しくなったように見える。

「こう思ったからですよ。『この人はがんじゃない』ってね」

先生は何も言わず、面談者に視線を向けていた。なぜだろうか。やはり、とても優しい表情をしている。

井上さんの目は、今はもう、先生を睨《にら》んでいた。

「だって、そうじゃないですか。人生が終わるカウントダウンの始まった私と、まだ終わりを気にしないで生きていける先生とでは、住んでいる世界が違う。

大きな川のあちら側にいる人と、こちら側にいる人の会話のようなもんです。

もう、死のほうへと向かって歩いている私に、川の向こうから話しかけられても、私には先生が何を言っているんだか分かりゃしない。なんだか空々しく思えてしまう。遠くから、寂《さび》しい風の音みたいに聞こえてくるだけなんですよ」

先生はじっと面談者の言葉を聞いている。先生には何も言葉を返す様子はないが、もはや、井上さんにとって、先生が何かを言おうが言うまいがどうでもいいのか、そのまま勝手に話を続けていく。

「家で妻が私に聞くんですよ、『痛いの？』って。

『いいや。でも、何で？』

本当に痛くはないのでこう答えた。すると、妻は言うんです。

『だって、つらそうだから』

その通り。私はつらかったんです。目の前にいるはずの妻が、ボクの手の届かない世界にいると感じることが、つらくてたまらなかった。

でも、そんなことは言えやしない。

『キミにはボクの気持ちは分からない』

そう言うのと同じだ。ただ、妻を傷つけるだけの言葉になってしまう……」

ここで、言葉が再び途切れる。

井上さんは、自分が一人で死んでいくその孤独に、苦しんでいたのだった。そうなっても、まだ、奥さんのことを当たり前のように気遣《きづか》っている。この人は、やはり、温厚で人を気遣う好人物だった。

その人が、お人好しの表情が刻み込まれた顔を不自然に歪《ゆが》め、慣れない嘲笑《ちょうしょう》を浮かべて、今、先生を睨みつけている。痛ましい光景である。

だが、先生は真っ直ぐに井上さんを見続けている。そして、短く言った。

「患者会へは行ってみた？」

「いいえ」

投げやりな口調だった。

「大腸がんの患者会もネットでいくつか調べましたよ。患者会の世話役らしい人が出した本も読んでみました。でも、なんだか、川のあっち側の人よりも、ますます遠くにいる人たちだと思えてしまった。どの人も、自分の苦しみについて聞いてほしいだけに思えてね。

ああ、皆、死ぬときは別々なんだ。川のこちら側にいる人にも、私は近寄ることができないんだなと、思い知っただけです」

言いたいことを言ったからだろうか、井上さんはまた黙ってしまった。先生も何も言わない。相変わらず、のんびりとコーヒーを飲んでいる。

再度の沈黙はずいぶん長く続いた。

＊

十五分くらい経ち、井上さんがふいに顔を上げた。

「人間は死ぬとき、皆、一人なんですよね」

温厚そうだった顔がすっかり消え、苦しそうに表情が歪められている。その目を真っ直ぐに見ながら、先生が笑顔で言った。

「井上さん、ユー・モアだよ」

怪《け》訝《げん》そうな目で、先生を見る。

「私にジョークでも言えと？」

「違う。僕の言っているのはユーモアじゃない。〝あなた〟の意味の〝ｙｏｕ〟と、

〝もっと〟の意味の〝ｍｏｒｅ〟のこと。〝あなたがもっと大切〟ってことだよ」

「自分を大切にしろと言いたいんですか」

先生はニコニコしながら首を振る。

「そうじゃない。〝ｙｏｕ〟は英語の二人称でしょ。自分じゃない、目の前にいる〝あなた〟のこと。つまり、〝目の前の人が自分より大事〟、そういう意味」

井上さんは変な顔をする。

「それって、要するに、ダジャレ？」

「うん」

先生はニコッと笑った。

「バカバカしい」

そう言って、井上さんは立ち上がった。そして、個人面談は終わってしまった。

＊

一か月ほど経って、再び井上さんが、がん哲学外来にやって来た。顔がすっかり変わっていて、落ち着いた穏やかな表情になっている。面談に限らずいつもそうであるように、その日も笑顔で迎えた先生と視線が合うと、井上さんがちょっと照れくさそうに下へとそれを外す。

まず、紅茶を一口すすった後、井上さんが言った。

「ユー・モア。本当にその通りでした」

先生の目が笑った。

「家で、何かいいことがあった？」

「はい。実は……」

井上さんは、あの日、帰りの道すがら考え続けたという。

「目の前の人をもっと大切に、だって？　自分はいつも家族のことを大切に思ってきた。がんになってからも、妻や娘を傷つけるようなことを一度だって言ったことはない。自分は家族を蔑《ないがし》ろになどしていない。

人の家のことも知らないくせに、お節介なことを言わないでくれ。そんな風に思いながら、家に着いたんです……。

家の中に入ると、妙な感じがしました。変に静かだったんです。誰もいないのかと思って、リビングのドアを開けると、妻が一人でソファに座っていました。テレビがついていない。ああ、娘がリビングにいないから静かなんだと気づきました。

娘の居場所を妻に尋《たず》ねると、『自分の部屋にいるわ』と言う。最近、娘とほとんど話をしていないと思い、部屋のドアをノックしたんです。

『リビングへ来ないか』

そう声をかけたんですが、返事がない。

『どうしたんだい。具合でも悪いのかい』

やはり返事はありません。どうにも気になって、ドアノブを回してみるとカギはかかっていない。入るよと断って、ドアを開けました。

娘は学習机の上に顔を突っ伏していました。やはり具合が悪いのかもしれないと思い、大丈夫？と肩に手をかけようとしたとき、急に体を起こして、こっちを見たんです。

顔が真っ赤だった。一瞬、熱があるのかと思ったんですが、違った。泣きそうにしているんだとやっと分かった。どうしたんだいと言いかけたとき、娘の口が先に動いた。娘は私にこう言ったんです。

『パパ、笑って。お願いだから！』

ハッとしました。長い間、自分が笑わなくなっていたことに、突然、気づいたんです。慌てて洗面台の鏡で自分の顔を見てみて、ゾッとしました。本当にこれが自分の顔だとは信じられないほど、怖い顔になっていた。

いつの間にか、自分のことばかり考えるようになっていたんですね。妻も娘も私に話しかけることもできないでいたのに、そのことにさえ気づいていなかった……。

ユー・モア。目の前の人のことを、自分よりももっと大切に。本当にその通りです。死んでいくのは一人かもしれないけれど、生きているときは一人じゃない。ちゃんと、皆が一緒にいてくれる。私には、妻も娘も一緒にいてくれる。

大事なことを気づかせてくれて、ありがとうございました」

*

井上さんが面談を終えて、部屋の外のカフェスペースに集まっている人たちに交じり、話を始めていた。

先生の視線の先で、今、井上さんは皆とお茶を飲んでいる。その様子は前回とは見違えるほど明るかった。多分、あれが本来の彼なのだろう。

それを満足げに確かめる先生の顔にもまた、いつものようにのんびりと温かい表情が浮かんでいるのだった。


井上さんの悩みは「孤独であること」だったのだろうと思います。一人で死んでいくという孤独感に苦しんで、「がん哲学外来」の個人面談を訪れたのでしょう。「哲学」という言葉に惹《ひ》かれ、藁《わら》にもすがる思いだったのかもしれません。

では、孤独がつらくて苦しんでいる人に、どうしてあげればいいのでしょうか。

その答えはこうです。

「ただ、横にいるだけでいい」

何も言わないで横にいて、話を聞いてあげるだけでいいのです。孤独な人は話したいことを全部話したら、そのうち、こちらに何かを尋ねてきます。そうしたら初めて、その問いに答えればいい。それまでは、待つということです。

「私は、あなたのことを気にしていますよ。あなたは、ひとりぼっちじゃありませんよ」ということを、気づいてもらうことが、まず大切なのです。

井上さんが必要としていたのは、これでした。何をするでもなく、誰かに側《そば》にいてもらうだけで、心は救われることがあります。

私が「ユー・モア」という一見ダジャレのような言葉を井上さんに贈ったのは、そのことに自分で気づいてもらうためのきっかけにしてほしかったからです。

大事なことは誰かに言われても心に届かない。

自分で気づくことが大切なのです。

生きているだけで、
必ず誰かの役に立っている

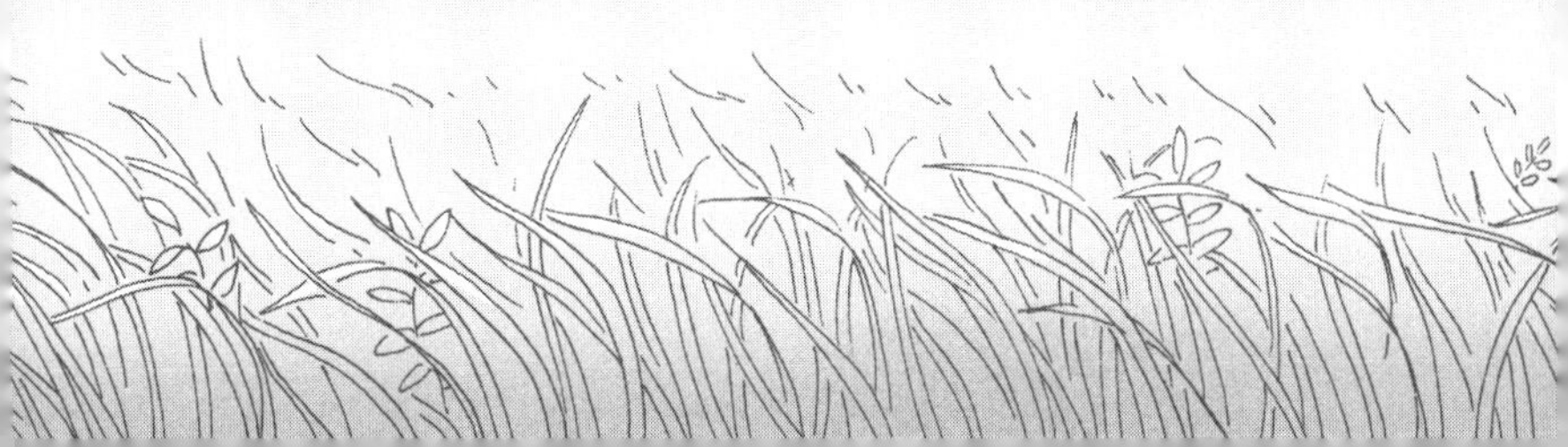

「治療は受けない。どうせ治らない。だったら苦しいのは嫌だ。そう言うんです、この子。どうすればいいんでしょうか」

この日、多摩地区で行われた「がん哲学外来」の個人面談にやって来たのは、母子の二人連れだった。がんなのは息子で、名前は遠山俊彦君、胃がんのステージⅠと診断された。息子は今、二十歳で、大学受験のために予備校に籍を置いている。一か月前に胃痛を訴えたので、「念のため」と母親が診察を受けさせたところ、運良く初期で発見されたのだという。

ところが、患者は主治医の勧める治療を拒否した。いくつか提示された選択肢のどれも選びたくない、治療を受けたくないと言ったらしい。

母親は樋野先生にこうした事情を話すと、続けて、主治医の提示した治療法について、細かく先生に質問をする。

主治医が第一に提示した治療法のメリットとデメリットは何か。二番目に勧められた治療法と比較した場合の治療実績がどうか。痛みは？　副作用は？　主治医は言わなかったがネットにはこんな治療法もあったが、どうなのか。そもそも、この主治医はどのくらい信用できるのか。ネットには他に評判の良さそうな医師のことが載っていたが、……などなど。

樋野先生は尋《たず》ねられたことに、ひとつひとつ丁寧《ていねい》に医学的な説明をした。主治医の勧めていることは、ごく妥当《だとう》な標準治療であること。説明も診断も妥当だと思われるし、他の医療機関へ行っても恐らく同様の治療法を提示されるだろうこと。治療の際に予想される痛みや副作用についても、医師の説明はその通りだということ。

総じて、先生の説明は「主治医の治療法は信用して大丈夫」という内容だった。それを満足げに聞いた後で、母親は横に座る息子のほうを向いた。

「ねえ、大丈夫だって。あの主治医の先生は信用できるそうよ。良かったわね」

が、息子は視線を正面の壁のほうへ向けたまま、何も言わなかった。彼はここへ来て、まだ、ただのひと言も口をきいていない。ボウっと座ったままである。ただ、背《せ》筋《すじ》を真っ直ぐにして手を膝《ひざ》に置いているところは、いかにも育ちが良さそうではあった。

母親がじれったそうに言った。

「ね、受けましょ、治療。治るのよ。そうですよね、先生」

同意を求められると、先生はのんびりした声で答えた。

「その可能性は高いと思うよ」

「ほら。ね？　治療、受けるわよね？　どうなの。何か言ってちょうだい」

だが、彼は無反応なまま。母親が絶望したように顔をしかめて、先生を見る。

「いつも、こうなんです。もう私の手には負《お》えなくて。先生、何か言ってやってください。お願いします」

先生は息子のほうへ向き直る。ゆっくりとした口調《くちょう》で話し始めた。

「治療は受ける気がないんだね」

若者はボウっと先生のほうへ顔を向ける。やはり何も言わない。先生も彼にのんびりした様子で笑顔を向けたままである。と、彼の口が小さく動いた。

「はい」

「治らないと思っているからかな？」

「……はい」

先生はいつものように八の字の形のグレーの眉《まゆ》を開けっぴろげにしたまま、笑顔で相手に対している。若者の様子を見ているに違いなかった。若者のほうは先生に視線を向けていなかったが、やはり、様子を見ているような気がした。

一分にも満たない間の沈黙、それに耐えきれなくなったのは母親だった。

「どうして治らないなんて思うの？　先生だって、治るとおっしゃったわよ」

「……」

「副作用が怖いの？」

「……」

息子が何も言わないのに焦《じ》れて、矛先《ほこさき》を他に向ける母親。

「説得してくださいな、先生」

だが、樋野先生が口にしたのは全く別のことだった。

「あなた、何か趣味はある？」

若者が先生を見た。思わず、という感じ。表情に微《かす》かな戸惑《とまど》いが表れている。小さな「？」が彼の頭の中に見えるようだった。なぜ、今、そんなことを聞く？　母子ともにそう思ったに違いない。それを察したのだろう、先生が言った。

「趣味があると、つらいときに、生きやすくなるから」

「先生、そんなことじゃなくて、治療をする気になるよう説得してほしいって、さっきから申し上げてるじゃありませんか！」

イラ立ちを爆発させる母親。が、患者本人の表情には明らかな変化が起こっている。
じっと、先生を見ているのだ、驚いたという顔で。

*

この後、母親がもう一度、先生とがんのことやがん治療のことについて問答を繰り返しつつ、息子に治療を受けさせようと言葉を重ね、先生に説得を頼んだ。だが、やはり先生は、たわいのない日常のことをいくつか若者に尋ねただけだった。若者は、結局、ひと言も答えず、代わりに母親が答えた。

そこから分かってきたのは、若者の引きこもりに近い生活だった。

父親の期待していた有名大学法学部への進学に二年続けて失敗したこと、親の期待を裏切り続けてきた彼は無気力になっていること、ノイローゼで心療内科を受診したこともあること。

「そんなことは、がんの治療と関係ないと思いますけれど」と不満げな顔で何度も言いつつ、母親が渋々《しぶしぶ》という様子で、控えめに明かしたらしい彼の日常生活からは、こうしたことがうかがい知れたのだった。

身内の恥《はじ》を暴かれたとでも思ったからか、母親がこうつぶやいた。

「こんなところ、来るんじゃなかった」

これを捨《す》て台詞《ぜりふ》のように残して、母子はその日、帰っていった。

「もう、つらいことは言われたくない」

これが本音の人は、誰にも相談しようとはしません。それがどんな相手か分からないし、心の傷をえぐる言葉を投げつけてくるかもしれませんから。

でも、家族は心配します。だから、遠山君は「がん哲学外来」に連れて来られたのだと、私には分かりました。

あの面談で、私があの若者に「趣味はあるのか」と問いかけたのは、彼がおそらく家族との人間関係に苦しんでいて、深く傷ついていると思ったからです。

そこから、少しでも心を離れさせたかったのです。

＊

それから二週間後、都心で行われたがん哲学外来に遠山君がまたやって来た。今度は母親はおらず一人だった。

面談が始まると、彼は唐突《とうとつ》にこう言った。

「僕なんかに、がんの治療をするのは無駄《むだ》だと思うんです」

先生は静かに尋ねた。

「なぜ？」

彼が押し殺した声で、こう答えた。

「役立たずだから」

「誰かが、あなたにそう言ったの？」

先生が尋ねると、彼は口をつぐむ。視線を下にした。そのままの状態で、苦し気な小声でこう答えた。

「……お父さんが」

先生が珍《めずら》しく、そっと彼から視線を外した。ゆっくりとカップを手に取り、コーヒーを口に含む。若者の肩が震《ふる》えている。消えそうな声で、とぎれとぎれに語った。

大手銀行の役員を務めている父親はいつも忙しく、ほとんど家にいない。ところが、昨夜は珍しくまだ早い時間に帰ってくると、彼のことを激しく罵倒《ばとう》したという。

彼は「役立たず」と言われ、あまりのつらさに「死にたい」と漏《も》らすと、

「何を甘ったれてるんだ。死にたいんなら勝手に死ねばいい。生きたくても生きられない人間がたくさんいるのに、生きられる人間が生きようとしないなんて、ゼイタクを言うんじゃない。生きてくれなくて結構だ」

激怒《げきど》した父親に、こう怒鳴《どな》られたそうだ。

「僕が悪いんです。お父さ……父の、言う通りですから。それで……」

そのまま家を飛び出したと、彼は言った。

「……急に先生のことを思い出して、ネットに今日のイベントが載っていて、それで……来てしまいました」

先生はしばらく、何も言わなかった。すると、彼はこらえきれないという様子でこんなことを言った。

「僕の中にがん細胞が生まれたのは、きっと、僕がもう死にたいと思ったからなんです」

先生がゆっくりした口調で尋ねる。

「だから、がんを治療しないで、死んでしまおうと思ったのかい？」

「はい」

あまりに人生がつらく、もう死んでしまいたい。これが彼の本音《ほんね》だったのである。

それが明らかになったところから、先生とがんの若者との対話が、本当に始まった。

しばらくして、まず、先生が言った。

「死にたいと思ったから、あなたの身体にがん細胞ができたと言ったけれど、むしろ逆だね」

「逆？」

怪訝《けげん》な顔の若者。それを真っ直ぐに見つめて、先生が言う。

「役に立たなくなって死にたいと思うのは、正常な細胞だ。がん細胞は死にたがらないのが特徴だよ」

若者がちょっと驚いた顔になり口をつぐんだが、少しして、こう言った。

「先生は病理医なんですよね。ネットで知りました。病理学って、顕微鏡《けんびきょう》で人間の細胞を見て、それががん細胞かどうかを判定するんでしょう？」

「うん。病理学では、決して死のうとしない細胞が増殖してできたものが悪性腫瘍《しゅよう》、つまり、がんだと診断する。自分で死のうとする細胞からできている腫瘍は良性だ。がんではないよ」

「じゃあ、死にたいと思っているから、がんになったわけじゃないんですか」

「うん。がん細胞は、人間が生きている限り、一定の確率で発生するものだよ。あなたが、がんになったのは、死にたいと思ったからではない。

ずっと、顕微鏡でがん細胞を見てきたから、どんなのががん細胞なのかはよく知っている。だけど、あなたは、どこもがん細胞に似ていないよ」

若者はこれを聞いて少し笑った。

「そりゃそうですよ。だって、僕は細胞じゃなくて、人間なんだもの」

先生も笑う。

「うん、そうだね。でも、長い間、顕微鏡で細胞を見ていると、だんだん、こう思うようになるんだ。

がん細胞の振る舞いは、人間のすることに似ている。がん細胞に起こることは、人生にも起こる、ってね」

　私たち病理医ががん細胞を顕微鏡で毎日のように見ていると、がん細胞と人間が似ていると思うようになります。

　正常細胞ががんになるメカニズムと、一人の人間が不良化する過程がなんだか似ていますし、もっと単純に、人間の中でも悪いことをする多くの人の風貌《ふうぼう》が悪いように、がん細胞もまた風貌が悪いという点も似ていると感じます。

　がん細胞は正常細胞に比べて形が崩れています。核が大きくなったり表面がトゲトゲしくなったり、そういう形の異常があります。

　一般に、分裂後の未分化な細胞は顔つきが悪くなります。

　正常細胞でも分裂して再生し、未分化の細胞になるときには顔つきが悪いんです。けれども、そこからさらに分化して、各臓器の専門的な役割を担った成熟した細胞になると、風貌も正常になります。

ところが、がん細胞は未分化で未成熟のままで、いつまで経っても専門性を持った分化した細胞にはなりません。そして、顔つきの悪い、形が変わったままの姿で、永遠に生きるわけです。

だから、私たちは顕微鏡で細胞を見ることで、がん細胞か否かを病理診断できるのです。

ただ、がん細胞の風貌だけでは、それがどれだけ悪質かはなかなか判断できません。例えば、いかにも顔つきの悪いやつでも、局所的ながん細胞なら、取れば治ります。でも、風貌だけならばおとなしそうなのに、血管やリンパ管に入って転移するものもあります。こうなると治療が格段に難しくなります。

つまり、がん細胞がどのくらい悪質かは、風貌だけでは分からないのです。

人間の場合でも、不良かどうかは風貌で分かることが多いですが、どのくらい悪質なのかは、見た目だけでは分からないことがあります。

こうした点も、がん細胞と人間は似ていると思うのです。

へーえ。若者は不思議な言葉を聞いたような顔をした。本当だろうか。でも、ひょっとして……。そんなことを思っていそうな顔だった。

その様子を先生は嬉しそうに見ている。好奇心を示す彼の表情は、つい先ほどまでとは比べ物にならないほど、生き生きしていたからだと思う。

が、ふいに、彼は元の精気のない顔に戻る。

「死にたいと思うことががん細胞と似ていないとしても、やっぱり、僕はがん細胞と同じ立場だと思うんです。だって、がん細胞も僕も、全然役に立たないから。人間の身体の中で、がん細胞は免疫《めんえき》細胞に見つかって殺されるんでしょ。役に立たないから。もし、がん細胞が身体の中で生き残っても、今度は、そのがん細胞に居座《いすわ》られた人間全体が死んでしまうから、結局、そのがん細胞も死ぬ。

やっぱり、役に立たない奴《やつ》は、死んだほうがいいというのが、自然の法則なんだ。

役に立たない僕は死んだほうがいい。そうでしょう」

先生はのんびりとした声でこう言った。

「がんだからって、それで必ず死ぬとは限らないよ。がん細胞と一緒に、きちんと寿命《じゅみょう》まで生きる人がいる。今どきだと、そういう人は全然珍しくないよ。『天寿《てんじゅ》がん』

というのがあるんだ」

「天寿がん？」

「天寿をまっとうしたがん患者やがん細胞のことを、僕たちはこう呼んでいる。臨床《りんしょう》的に、がんになる人は二人に一人だと言われているけれど、潜在的ながんはもっと多い。病理解剖《かいぼう》して初めて見つかるがんもある」

「病理解剖って何ですか？」

「人が亡くなった後、何が原因で死亡したのかを調べるために行う解剖のこと」

「ひょっとして、先生みたいな病理医がやる？」

「うん。僕は四十年以上、病理医をやってきたから、これまでに、二千人以上は病理解剖をしているよ」

「がんに、潜在的なものなんてあるんですか？」

「うん。患者さんが生きているときには見つからずに、死んでから初めて見つかる。それが潜在がん。病理解剖をすると、男性の二十パーセントに潜在的な前立腺《ぜんりつせん》がんが見つかる。女性だとやっぱり二十パーセントくらいが潜在的な甲状腺《こうじょうせん》がんだと分かるね。

この人たちは前立腺がんや甲状腺がんで死んだわけじゃないよ。別の原因で亡くなった。ということは、こうした人たちのがん細胞は、天寿まで生きたということだね。つまり、寿命まで生きたがん細胞があるということだ。

病理解剖をしていると、死因とは関係のないがんを見つけることがある。その人を殺すことなく、逆に、免疫細胞などに自分が殺されることもなく、ひっそりと、身体の奥で生きていたがん細胞だよ。そんながんを見つけると、感動する。

『ああ、おまえ、こんなところで、ずっと今まで生きていたのか』

思わず、そう話しかけてしまうんだ」

若者はじっと聞いていたが、少ししてから、こう言った。

「僕、生きていていいのかな。役に立たなくても」

先生はゆっくりとうなずいた。

「人間は、ただ生きているだけで、必ず誰かの役に立っているよ」

「本当に？」

「うん」

若者は、それからは何も言わずにいたが、しばらくして、先生にひと言だけ「ありがとうございました」と残して、去っていった。

*

翌年の春、若者は都内の大学の工学部に合格した。がんは、主治医の勧める通りの治療を受け、今のところ検査で何も心配な兆候はないという。

樋野先生に報告に来た彼は、こう言った。

「情報工学を勉強します。小さい頃からずっと好きだったゲームを開発する仕事がしたいなって、あの後、思ったんですよ。このまま死ぬのも、なんだか、もったいないなって」

「そう」

この日、先生の顔は、いつもより一段と晴れ晴れとしていた。

なぜ、私ががんになった？

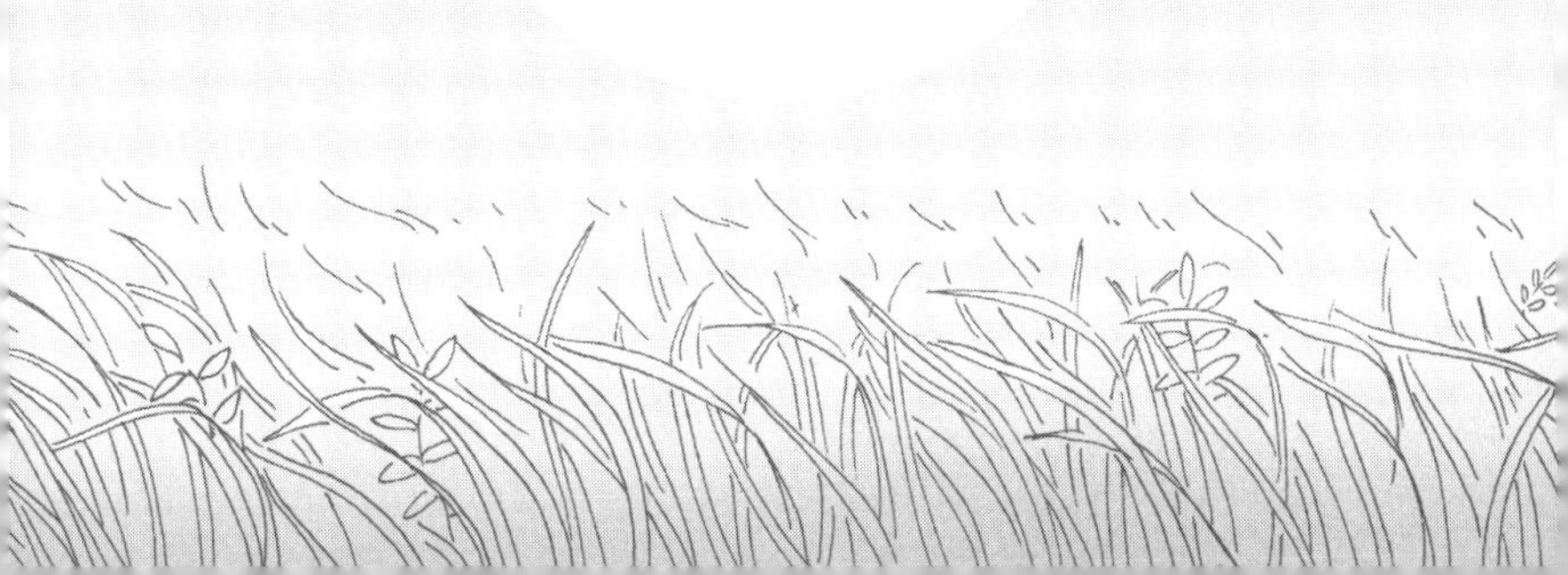

この日、「がん哲学外来」にやって来たのは藤崎真知さんという女性だった。年齢は四十二歳で、都内に本社のある食品メーカーで課長代理を務めている。半年前、右の乳房《にゅうぼう》にしこりがあることに気づき、病院で調べてもらったところ、乳がんだと分かった。ステージⅡである。

こうしたことを一通り話した後、藤崎さんはじっと樋野先生を見て、決心を固めたという表情でこう言った。

「なぜ、がんになったのが、私なんでしょうか?」

先生がのどかな声で言った。

「ああ、がんはね、誰でもなる可能性があるんだ。細胞分裂のときに起こる遺伝子のコピーミスだからね……」

先生の説明はずっと続いたが、藤崎さんの表情は曇《くも》っていく。ロクに話を聞いていない様子だった。だが、先生は、なおも、がん発生について話し続けている。そうこうするうち、先生の話を遮《さえぎ》って、彼女が言った。

「あのう、すいません。私が聞きたいのは、どうやってがんになるかじゃないんですけど……」

平然として、先生が尋《たず》ねる。

「ああ、そう。じゃあ、何を聞きたい？」

面談者は、頭を整理するように少し間を置いてから続けた。

「世の中には、がんになる人とならない人がいるじゃないですか」

先生はのんびりとうなずく。

「うん、いるね」

「なのに、なぜ、私が……、がんになるほうに入っちゃったんだろう、ということを聞きたいんです」

先生はしばらく何も言わなかった。すると、彼女が続けて問いかけた。

「私が何かいけないことをしたからでしょうか」

先生は彼女をじっと見た。

「そんなことは、ないんじゃないかな」

「でも、私、甘いものが好きで、止められなくて。会社の健康診断でちょっとメタボですね、って言われたことがあって。血糖値が少し高めなんです。そのせいで、がんになったんじゃないかと思うんです。だって、糖尿病の人はがんになりやすいんですよね」

「うん。そういう研究があるね」

「やっぱり。私が甘いものを止めなくて、血糖値が高かったから、がんになったんだ。そうなんですよね」

「そうは言えない。甘党の人が、みんながんになるわけじゃないから」

「甘いものが好きな人でも、がんになる人とならない人がいるんですか」

「うん」

「甘いものを止めなかったせいでなければ、じゃあ、どうして私ががんになったんでしょうか」

「それは、分からないね」

藤崎さんは黙ってしまった。うつむいたまま、しばらく経ってから言った。

「じゃ、私の運が悪かったということですか」

今度は、先生が黙った。

「運が悪かったからって、なぜ、がんになんかならなくてはいけないんですか。なぜ、こんなに苦しまなくちゃいけないんですか。

本当は、分かってた。甘いものなんて、多分、そんなに関係ないだろうって。ネットで調べたから」

先生は黙って聞いている。

「何がベストなのか。いつもちゃんと調べて、ちゃんと考えて生きてきたんですよ。それなのに、何？　私が、がん？　なんで？」

先生は何も言わない。何も返答がないのにしびれを切らしたのか、あきらめたような声で藤崎さんは言った。

「分かってます。こんなのただの愚痴《ぐち》ですよね。言ったって仕方がない」

先生はいつも通りのんびりした顔のまま何も言わない。彼女も黙ってしまう。矢継《やつ》ぎ早《ばや》の質問が途切れたとき、その目は真っ赤に充血し、唇《くちびる》は微《かす》かに震《ふる》えていた。

ふいに彼女が下を向く。そしてつぶやいたのである。

「私、何しに来たんだろう」

しばらくそうしていた彼女が、急に顔を上げた。

「そうか、ここに愚痴を言いに来たんだ、私。ごめんなさいね」

作り笑いが、その顔に張り付いていた。

「なんか、もやもやしてたんだ。急に、がんだなんて言われて。え？　何で？　そんな感じで、ずうっと戸惑《とまど》ったまま、何日も時間だけが過ぎちゃって。

だって、主治医の先生には聞けなかった。『なんで、私があ、がんになったんですかあー』なんて、まるでバカみたいだもの。

だからって、ここで、樋野先生にこんなバカみたいなことを聞いていいなんて、そんなわけないですよね。ホント、失礼しました」

強張《こわば》った笑顔。まるで仮面を被っているような不自然な表情で、彼女はそう言った。無理やり、つらい心にフタをしようとしているのが、痛いほど分かる表情だった。

だが、樋野先生は平然と彼女に顔を向けている。

「いいよ。何でも言いたいことを言って」

顔はやはりいつもの「ヒマそう」な表情である。ハハっと相談者は、少し引きつった愛想笑《あいそわら》いをすると、「じゃあ、お言葉に甘えて」と小声で言った。

「主治医に変なことを言うと損だと思ったんですよね。治療のときに手抜きでもされたら大変とか、好印象を与えておけば丁寧《ていねい》に見てもらえるんじゃないか、とか。

いつもそう。どんな顔をしたらいいか、どんな態度がいいか、どんな言葉を言うべきか、私は、いつも損か得かで決めてるんですよ。

がんになって、死ぬかもしれないときになっても、まだ、損得を考えるなんてどうかしてる。ホントに計算高い女。我ながら嫌になる。もう、いい加減うんざりよ」

ここでしばらく間を置いたかと思うと、声のトーンが変わったのである。ボリュームが大きくなり、震え声になっていた。

「でも、仕方がないじゃない！　顔がキレイなわけでもなく、特別に頭が良いわけでもなく、これと言って取り柄のない私が、少しでも幸せを多く手に入れようと思ったら、一生懸命に勉強して、必死に考えて、ベストだと信じたやり方で生きるより他に、どうすれば良かったというのよ。

一番良いと思ったやり方で生活してきたのに、結局、がん……。

もう、私、何が何だか分からない」

爆発するように、思いをぶちまけていた藤崎さんは、やがて、彼女の勤務先で起こった出来事について語り始めた。

*

彼女が勤務している食品メーカーで、つい六か月前、初めて新商品プロモーションのプロジェクトリーダーにと、上司から内示を受けたという。総合職で採用されたのに、同期の男性社員たちが次々と課長に昇進するなか、取り残されたくないと焦っていた。なかなかチャンスを与えられなかった彼女にとって、これは願ってもない抜擢《ばってき》だったのである。

一年近い激務が予想される仕事である。途中で身体を壊せば社運を賭《か》けた新商品の営業成績を台無しにしかねない。健康状態を維持することが重要だと思った。普段から身体には気を遣《つか》って生活してきたから、健康には自信があった。会社の健康診断でも、今までは、特に健康上の大きな問題を指摘されたことはない。だから、胸のしこりに気が付いて検査を受けたときも、あくまでも、念のためというつもりだった。

それなのに、結果は乳がんのステージⅡ。信じられなかった。悪夢のような出来事、だが、悪夢はそれで終わらなかった。上司にこのことを報告すると、プロジェクトリーダーの話は、あっさりなくなった。それどころか、プロジェクトのメンバーからさえ外《はず》された。上司は言った。

「いやあ、プロモーションが始まる前で良かった」

ここまで話してきた藤崎さんの声が止まる。テーブルの上で握りしめている両手が震えていた。

「がん哲学外来」にやって来る人たちは、皆、私に他の人にはなかなか話せないだろう悩みを打ち明けてくれますが、初対面のはずの人たちが、自分のごくプライベートなことまで話してしまっていることに、驚くかもしれません。

ここには、ちょっとした対話のコツがあります。

それは、私がヒマそうなことです。

いえ、これは冗談ではありません。どんなに悩んでいても、相手が忙しいと思うと、大事な話はできませんが、いつもヒマそうな人がいると、つい、悩み事を話してしまうものなんです。

だから、私は、いつもヒマそうな顔をしているわけです。

本当だろうかと、お疑いの方もいらっしゃるでしょうが、「がん哲学外来」での実績から、これは事実だと私は思っています。


「なぜ、よりによってこんなタイミングで、がんに？　ちゃんと普段から食事にも気を付けて、運動もできるだけやって、健康に良い生活をしていたはずなのに、なぜ、よりによって私が、がんになるの？　こんなの……、不公平じゃないですか！」

藤崎さんは先生を睨《にら》んでいた。だが、彼女の怒りとは裏腹に、先生は相変わらずのんびりとした顔でいる。

しばらくして、先生はのどかな声を出して、藤崎さんの問いかけからすれば、またしても少し的外《まとはず》れなことを言った。

「臨床的にがんになるのは二人に一人の確率」

彼女は怒った声を出し続ける。

「だいたい、健康のことなんか何にも気にしていないのに、がんにならない人もいるじゃないですか！」

先生は彼女を真っ直ぐに見ながら、穏やかに言う。

「がんになるかどうかは、確率の問題だから。三十七度の体温でいる限り、人間の細胞は分裂する。分裂していくと、十のマイナス七乗の割合で遺伝子に変異が起こる。そういう確率でがんになるということしか分からない」

「二人に一人ががんになるんなら、私はがんになるほうに入ったんですよね。ならないほうに入りたかった」

すると、先生は、ふいにこう言ったのである。

「認知症は三人に一人の確率だけれどね」

「？」

「認知症になる人とならない人がいるのも、不公平と言えば不公平」

「世の中、不公平ばっかりだわ。なぜなんでしょう？」

「なぜなのかは、いくら考えても分からない。でも、分かっていることもある。実は、がんになる人は、認知症にはなりにくいという研究がある。イタリアとアメリカのケースだけれど、日本人にもあてはまるかもしれない。

あなたは、がんになるのと、認知症になるの、どっちが嫌？」

先生が笑顔で言ったせいか、藤崎さんもちょっと笑った。

「もう、そんなの、どっちも嫌ですよ」

先生はもう一度、笑いながら言った。

「なぜ、がんになったのかは、誰にも分からない。でも、どうやってがんを治すのかなら、分かる」

藤崎さんは考え込むように黙った。しばらくして、彼女は言った。

「もう一度、考えてみます」

この言葉を最後に藤崎さんは椅子《いす》から立つ。先生が八の字眉の下の目を彼女の顔に向ける。小さくお辞儀《じぎ》をして去るその背に、先生はゆっくりとうなずくのだった。


「なぜ、がんになったのが、私なんでしょうか？」

対話の初めに藤崎さんが発したこの疑問を聞いたとき、私はハッとしました。

と言っても、珍しい質問だからではありません。おそらく、これは、がんを告知された人の多くが一度は抱く疑問でしょう。

私が内心で緊張したのは、彼女の疑問に答えてあげたいけれども、答えることはできないことが分かっていたからです。そのため、あえて的外れな答えを返すしかなかったわけですが、こんな答え方をした理由が、一つだけありました。

私たち医者には、「いかにして」がんになるのかについては説明できますが、目の前の患者さんが「なぜ」がんになったのかは分かりません。

私が的外れな答えを返した理由は、「なぜ」と問い続けても、一歩も前に進むことはできないということ、それよりも「いかに」を考えることのほうが大切であることに、早く気づいてほしかったからです。

「なぜがんになったのか」は誰にも分かりませんが、「いかにしてがんになったか」は科学的に解明されつつあります。また、「いかにして改善するか」についても、医学研究の進歩により、かなり多くの答えを得ることができているのです。

「なぜ」ではなく、「いかに」を考えてほしい。そのために、少々とぼけたふりをして、「いかにして、がんになったのか」について話し、こちらのほうへと目を向けてもらおうとしたわけだったのです。

幸い、藤崎さんは「なぜ」を離れ、「いかに」に目を向けてくれました。きっと、彼女の未来は明るい方向へと転換するに違いありません。

好きで不良息子になった
わけじゃない

これは、「がん哲学外来」を経験した、ある女性看護師の独白である。

*

あの頃、すでに薄々自覚していたのだが、私はおかしくなりかけていた。別に精神に異常をきたしたというのではない。いや、むしろ本来の自分に戻ったというべきだろうか。私の性格は、もともと神経質で気が小さい。その性格がその頃には、仕事に悪影響を及ぼしかけていた。

看護師という仕事の場で神経質になったり、気の小ささから過剰《かじょう》な態度になるようなことは、それまでなかったのに……。

神経質で気の小さい看護師。誰でも思うだろう、自分の治療でそんな人にだけは掛かりたくないと。逆に言えば、今までこんな人間がどうやって看護師をやってこられたのか、自分でも不思議だった。

「向いていないんじゃないだろうか?」

私は自信を失いかけていた。

そんなときに、樋野先生に出会った。

＊

私は看護師としてある病院に勤務していて、樋野先生は別の病院のベテラン病理医だった。

先生のことを知る二年前、患者にではなく私自身に、直腸がんが見つかった。

「自分にとって、がんとは何か」

患者という立場に置かれ、私は否応《いやおう》なくそのことを考えさせられたのである。

ただし、ある意味、答えはすでに出てはいたのだ。

「確率の問題」――、これが答えである。

専門の医学教育を受けた私にとって、がんとは、改善のための確率を上げるためにベストを尽くすべき対象だった。冷静に患者のリスクを下げる方法を実行するのが私の仕事ということである。

だが、それはあくまでも、看護師の立場から「がんにどう対処するか」と問いかけられたときの答えに過ぎない。

「自分の身体にがん細胞がある」
と分かり、今までとは逆である患者の立場になったとき、それまで抱いていたがんに関するすべてのイメージが変わってしまった。

もちろん、頭では分かっていた。自分も人間の一人であるからには、確率から言って、がん細胞が出現する可能性があると。だが、実際に見つかってみると、心は明らかに平静を失っていたのである。

もはや、がんは、私にとって単なる確率の問題ではなくなっていた。

それは、不安をもたらす存在。いつ自分の命を奪うかもしれない怪物としか思えなくなっていたのである。

だが、がんが発覚してしばらくのうち、私は自分の心の中に起こった変化を自覚してはいなかった。自分は依然として冷静で合理的な行動のできる「がんに対処するプロ」だと思っていた。自分の心を見誤っていたのだ。

いや、実のところ、「最近、ちょっとおかしいんじゃないか」とは思っていたが、「がんの処置は万全とはいえ、体調がまだ本調子ではないのだろう。精神的に少し不安定なのは仕方ない」などと、体調のせいにしようとしていた。心の変化に気づいていながら、目を逸《そ》らしていたのである。職業人としてのプライドがあったからだ。

私の心に起こった変化については、むしろ、周囲の人々が気づいていた。

「近頃、熱心だね」

ある日、同じ診療科の医師に言われた。

「なぜ、そう思うんです？」

自覚のない私は、ちょっと驚いて尋ねた。

「いや、勤務時間が長くなっているみたいだから」

そのことは分かっていたが、特に問題があるとは思わなかった。

「自分の健康管理も、仕事のうちだよ」

分かっています。そう言いかけて、口を閉じた。確かに、最近、疲労がたまっている気がしていたからだ。

「気を付けます」

そう言って、引き下がった。

思い返してみた。すると、どうにも自分らしくないことをしていると、ようやく気づく。

「戦わなきゃ」とか、「ファイトが大事ですよ」などと、その頃の私は患者に対してよく使っていた。だが、こんな感情をむき出しにした言葉、冷静な対処をモットーとしていた、以前の自分なら、まず口にしないことだった。

なぜ、こんなことを言うようになったのだろうと考えて、すぐに、思い当たった。

「私は、がんを恐れているらしい」

この発見に私はたじろいだ。冷静さを失っていると気づいたとき、どうすればいいのだろうという不安に取りつかれていた。

樋野先生に興味を持ったのは、そのせいだった。それまでは、特に関心を持ったことのなかったあるイベントを、先生がやっていると知っていたからである。

それが「がん哲学外来」だった。

合理的にがんを治す。がん治療にかかわる職にある者として、この態度に間違いはないはずだ。だから、看護師としてどうあるべきかについて、誰かに相談をする必要を感じてはいない。

だが、当時の私には漠然《ばくぜん》と、「何かを知らなければならない」という気がしていた。

それは多分、職業を離れた、一人の人間として感じていることだったろう。今までの日常生活でも、仕事の上でも、何か別のことを始めなければならない気がするのだ。

私は、今までかかわってきた数多くの患者と同様、最善と信じる処置を、自分のがんについても選択して実行した。治療は理想的に推移しており、現在、再発や転移を疑うべきデータは一切ない。

合理的にがんを治す。この基本的な態度を自分の病でも貫いたわけで、その意味では、私は看護師として何も変わらなかったはずだった。

なのに、何かが変わっていた。心の中の、自分でもはっきりと自覚できない感触のようなものだった。それを言葉にすれば、こうなるだろう。

「何かを変えなくてはいけない」

だから、樋野先生のしている「がん哲学外来」に興味を持った。少なくとも、樋野先生のしていることは自分のしていることとは違うと感じたからである。

直感みたいなものに動かされることなど、私にはそれまでなかった。合理的に冷静に判断することをモットーとしてきたからである。それが、看護師という職業にとってもふさわしいと思っていた。

だが、今回ばかりは少し違った。心に一種の飢《き》餓《が》感《かん》があった。

*

ある日、自分の担当している患者の手術後、樋野先生の部屋を訪れていた。

「担当している患者さんのがんについて、教えてください」というのは建前で、樋野先生という人がどんな人なのか、「がん哲学外来」で何が行われているのか、探りを入れるつもりだった。

だが、話は思わぬ方向に転がった。

「そんなに、がんを憎むことはない」

急に、樋野先生が言ったのである。私は驚いていた。

「では、がんを治すなと言うんですか？」

樋野先生は穏やかな声で言う。

「治せるものは治せばいいし、暴れるものは処置するべきだよ。

でも、暴れてもいないし、治せもしないものは、共に生きるしかない。そのときに、がんを憎むなと言っているだけだよ」

「人間は幸せになりたくて、日々、頑張っているんじゃありませんか。それを理不尽に妨げるのが、がんです。人間ががんを憎むのは仕方がないでしょう？」

まるで、突然、遥《はる》か宇宙から来たエイリアンでもあるかのように、人はがんを見なして、それを恐れ、憎む。そのことは仕方がないと、当時の私は思っていた。

だが、目の前の樋野先生は首を横に振った。

「がんは、別に異世界から来た怪物というわけじゃない。自分の身体から生まれた、自分の一部だよ。そのがんを憎むのは、自分を憎むのと同じだ。

がんを理不尽だと言うのなら、それは、自分自身に理不尽な要素があるということになる。もし、幸せになりたいのなら、自分の理不尽を丸ごと含めて、幸せになるしかない」

私はなおも納得できなかった。

「がんは、いつ悪化するか分からない。放置しておけば、ある日、突然、自分を滅ぼすかもしれない、時限爆弾のようなものじゃないですか。それを憎むなと？」

「うん」

「なぜ？」

「敵ではないからだよ」

「がん哲学外来」で対話していると、思わず、妙なことを言ってしまうときもあります。

例えば、ある面談でもそうでした。訪れた人は男性で肺がんのステージⅡで、専ら自分のがんのことばかり話していました。そして、

「なぜ、俺ががんになんかならなきゃならないんだ」

「俺が何をした」

と嘆き、怒っていたのです。

初めのうち、私は彼の言葉を黙って聞いていたのですが、しばらくすると、ほんの短い言葉を二、三、口にして、相談者を静かになだめる感じになりました。けれど、彼の興奮は収まらず、ほとんど同じ言葉を繰り返す。多分、私の言葉など耳に聞こえてはいなかったのだと思われます。

そのうち、彼が言いました。

「がんが憎い」

私はこれを聞いたとき、言葉が口をついて出たのです。

「好きで不良息子になったわけじゃない」と。

それはごく小さな声だったし、面談者には聞こえなかったでしょう。つい、漏《も》れてしまった独り言なのですが、もし、面談者に聞こえていたら、不審に思われたことだと思います。というのも、このときの面談者には子供はいなかったし、話題のどこにも、不良などは出てこなかったからです。

幸い、彼はそのうち静かになりました。おそらく、私が彼の話を聞き続けるうち、自分の感情を受け止めてもらったと感じたのだと思います。そのことで、気持ちが落ち着いたのでしょう。

さて、私が言ってしまった言葉、「不良息子」とは何かというと、「がん細胞」のことなのです。がん細胞はその人から生まれた存在ですから、いわば息子であり、しかもその人に散々迷惑をかけて心配させてもいます。そんなところから、私はがん細胞を不良息子と呼ぶことがあるわけです。

がんの患者さんは自分のがんを憎むことが多い。でも、病気への不安や苦しさ、悩みの深さを考えれば無理もないこととはいえ、がん細胞は自分の不良息子なのですから、ただ憎むだけでは悲しい気がしてしまいます。

なぜというに、がん細胞だって、好きでがん細胞になったわけではなく、あくまでも偶然に遺伝子のコピーミスが起こってそうなっただけなのですから。

これは、毎日、がん細胞を見続けてきた病理医だからこそ、感じることなのかもしれません。ですから、闘病中の患者さんにあえて言おうとは思わないのですが、つい、本音の漏れてしまうこともあるのです。

敵ではない？　それが分からない。私はそう思った。

樋野先生が言った。

「僕は、がんの心を考える」

「がんの心？」

「例えば、おとなしくしているがんが、あるとする」

私は訝《いぶか》しんだ。周囲の細胞にあまり浸潤《しんじゅん》しておらず、転移しようとリンパ管や血管へ入り込もうともしていない、そういうがん細胞なら、おとなしくしていると言えるだろう。だが、そんながん細胞があったら、どうだというのだろうか。

「このがんの心を考える。すると、思うんだよ。ひっそりと生きていたいんじゃないかとね」

「ひっそりと？　がんが？」

「うん。特に悪さもしていない、ただ栄養だけもらって、生き続けようとしている。そのまま、他の正常細胞たちとともに長生きをして、天寿《てんじゅ》をまっとうする。そういう、がん細胞もある」

「確かに、他の死因で亡くなった高齢の患者の身体から、それまで気づかれなかったがん細胞が見つかることがあります」

「僕らが病理解剖をしていると、そんながん細胞に出会うことは珍しくないんだよ。二割くらいはあると思う。

そういう、ひっそりと生きているがんなら、そのままにしておいてやっても、いいんじゃないだろうか」

まるで、がん細胞が一個の人格を備えているかのように先生は語った。たとえ話としても行きすぎだと、合理的に考えれば、そう言うべきだったろう。

だが、このときの私の心は、先生の言葉に対して、ある満足を覚えていたのである。

合理性だけで人体は理解できない。それほどに人の身体は複雑にできている。何の目的があるのか分からない組織や細胞もあるが、それらも含めて一人の人間が構成されている。

学生の頃、生理学や病理学の講義を聞いて、ふと、人間という存在の神秘《しんぴ》に触れる思いのすることがあったが、久々に、それを思い出していた。

私はごく自然な気持ちで樋野先生に、こう申し出ていた。

「これからも、ときどき、『がん哲学外来』へ来てもいいですか」

先生は、私の顔をゆっくりと見ると、のんびりとした声で言った。

「もちろん」

こうして、私は「がん哲学外来」のファンになった。

私は口下手なせいか、「がん哲学外来」では、ときとして、目の前の面談者とではなく、その面談者のがん細胞と語っているときがあります。

例えば、「おまえ、納得していないんだね」とか、「もう少しおとなしくしてやれよ」というように、その人のがん細胞に向かって、「おまえはこれからどうするんだ」と、心の中で語りかけているわけです。

つまり、私が「不良息子（がん細胞）と語る」というのは、そういう意味です。

病理医になって、数万ものがん細胞を見ているうちに、いつの間にか、がんの患者さんに会って話をしていると、その人のがん細胞が透けて見えているような感覚になったのかもしれません。

がん細胞は外から来た侵略者というのではなく、内から来た存在です。自分自身の一部、自分の生んだ不良息子と同じなんです。

それをどうすればいいかと考えるのなら、やはり、がん細胞と語らないといけないと思います。

自分自身であり、自分の不良息子なのですから、できるのなら、一緒に天寿をまっとうするのが理想なのだと、私には思えるのです。

だから、がん細胞に語りかけます。

「おとなしくしようよ。一緒に百二十歳まで生きて、天寿をまっとうしようよ」

と。

病気になっても、
病人になってはいけない

今回の面談者は夫婦連れだったが、初め二十分余りはほぼ夫婦ゲンカだった。

「あなたに、元気を出してほしいだけよ」

「バカ！　俺はがんだぞ。元気になんかなれるか」

四十代後半と思しき妻の涙声に、五十五歳の夫の怒声が居丈高《いたけだか》に覆《おお》いかぶさる。

患者なのは夫である岸井信孝さんで、世間に名の知れた金融関連企業の取締役兼第一事業本部長という重責を担っている。彼がステージⅡＡのすい臓がんだと診断されたのは三か月前だったという。

「どうして？　がんだと分かったばかりの頃は、あんなに積極的だったじゃない、治療に。最新の治療法で治ってやるって言ってたのに、なんで治療を止めたの？」

「うるさいな。おまえには分からんよ。ほっといてくれ」

「そりゃあ、分かりませんよ。でも、わたしだってあなたを心配してるんじゃありませんか。理由も言ってくれずに、ただ、『死にたい、死にたい』って、そんなこと言われたら、こっちだっていい加減、つらくなるわよ。

いったい、どうしてそんなこと言うようになったんですか。手術が怖いの？」

「ちがう！」

「じゃ、抗がん剤治療の副作用がつらそうだからなの？」

「そんなことじゃない！」

「いつ死ぬかと思うと不安でたまらない？　それで、いっそのこと死にたいと……」

「勝手な想像をするな。そんなことじゃないと言っているだろう」

「じゃあ、何なんですか。毎日、しつこいくらいに念入りに健康法を実行してきた健康オタクのあなたが、どうしてそんなになげやりなの？」

「どうだっていいだろう。俺はもう死ぬんだから」

　がんだと分かったショックで、「治療をしない」と言い始めるがん患者は珍しくありません。岸井さんご夫婦のやり取りを聞いていたとき、私はこんな風に思っていました。

　岸井さんは、最初そうではなくても、がん治療の実際を少しずつ知るにつれて怖くなってきたのだろう。いずれにしても、多分この人は、死への恐怖、がん治療に対する恐怖を感じているのだろうと。

こうした恐怖があるから、「がん哲学外来」にご夫婦でいらっしゃるケースもまた多いのです。死への恐れで心細くなった人は、誰かに側に付いていてほしいと思う傾向があるからです。

また、夫婦でいらっしゃるのは、がんになったのがご主人であるケースのほうがより多いのですが、いざとなると、男性のほうが女性よりもメンタル的に脆《もろ》いということなのでしょうか。

奥さんは、間を置くと、なだめるような口調に変わって、もう一度こう言った。

「しっかり治しましょうよ。忙しかった今までとは違って、これからは時間だって充分あるんだし」

このとき、岸井さんが怪訝《けげん》そうにする。

「何の話をしている？」

「だって、出向になるんでしょ」

彼の顔色が変わった。

「なんで知ってるんだ?」

奥さんは少し恨《うら》めしげな顔で答える。

「あなた、会社のことは全然教えてくださらないんですもの。一昨日、お電話があったのよ、社長さんから直々に、お見舞いの」

「社長から? そんな電話のこと、俺は聞いてないぞ」

「話そうと思ったわよ。でも、最近は、私の話なんて聞いてくれないでしょ。『病気の治療は家族の協力が大切なんだ。奥さん、よろしく頼みますよ』そう言ってくださってね、出向の話が出たの。『会社としても協力させてもらいます。治療の時間が取れるように、関連会社に席を用意しましたから、ちゃんと治してください』って。副社長にしてもらうんでしょ、ありがたいお話よね」

岸井さんはうつむいた。苦々しそうな声を出す。

「何がありがたい? 何で、俺が子会社なんかに。第一、あの会社に俺が行くんなら、当然、社長だろうが。なのに、どうして副社長なんだ」

奥さんは戸惑った顔をする。

「え?」

「俺を何だと思ってるんだ。第一事業本部長だぞ。第一事業本部は会社の中枢、業績の半分以上を稼ぎ出すドル箱なんだ。そこまでに俺が育て上げた。長年、会社の屋台骨を背負ってきた俺が、今さら子会社の副社長に出向だなんて、そんな話があるか」

「きっと、あなたを子会社の社長にしたら忙しくなって治療に支障があるから、それで副社長なのよ。お電話でおっしゃっていたもの、きちんと治してほしいって」

岸井さんは冷笑した。

「ふん、どうだか。あの人はもう、使い物にならない奴《やつ》なんか不要なんだろうよ」

岸井さんは自嘲気《じちょうぎ》味《み》に笑った。

「病気のせいなんだから失脚《しっきゃく》するのも仕方がない……か。人間、そんな風に割り切るなんて簡単にできないものなんだなあ。初めて分かったよ」

そして、彼は自分の気持ちを語り始めた。

*

「まさか、俺が、がんなんて考えてもいなかった。

がんなんて、健康のことをロクに考えない無知な奴がなるもんだと思っていたよ。健康常識をきちんと守ってきた俺でさえなるんだから、がんになるのは確率の問題なんだな。がんのことをきちんと調べるほど分かってくる、がんになるもならないも所《しょ》詮《せん》は確率なんだ。やっぱり、俺が悪いわけじゃない。

調べてみると、がんの治療法は進歩している。働きつつ治すのも十分に可能な時代になっていると分かった。

『よし、治してやろうじゃないか。今まで通り働きつつ、きっちりとがんを治す。これこそ、現代のビジネスパーソンだ』

最初はそう思っていた。

だから、がんが分かったとき、この話は外へ漏らすなと総務部には念を押した。社内を動揺させちゃいけないと思ったからだ。でも、いつの間にか噂《うわさ》が広がっていた。

こりゃマズイなと思ったが、意外なことに、特に業務に問題は起こらなかった。戸《と》惑《まど》ったよ。安心しているのか、がっかりしているのか、自分でも分からなかった。

そこへ、社長から言い渡されて、はっきり自覚した。

『第一事業本部は、もうオマエなしで回るよ』だってさ。『若いのが育ってる。安心して、ゆっくり休め』だと。俺はもう、いてもいなくても同じなんだ……。

それで出向だよ。虚《むな》しくなった。第一事業本部長の肩書がなければ、俺はもう何者でもないんだと、思い知らされた」

ここで、岸井さんは口をつぐんだ。奥さんも黙ったままだった。おそらく、会社での出来事は何も知らなかったのだろう。夫の絶望の根本に何があるのかを知って、かけるべき言葉を見つけられないでいるに違いなかった。

奥さんが樋野先生に視線を向けた。必死な表情で、

（何とかしてください）

声を出さずに口の動きでそう言った。

だが、樋野先生は何も言わない。いつもの、ヒマそうな顔で二人の様子を見ているだけだ。この面談では、ここまで先生はほとんど何も言っていない。奥さんがまた先生に訴えかけるような視線を送るが、やはり先生は無言。

しびれを切らしたように、奥さんが先生に声を出して問いかけた。

「先生は、どうお思いになります？　主人の会社のこと」

すると、ようやく先生の口が動く。こう言ったのである。

「出向ね。いいんじゃない。給料はもらえるんだから」

奥さんがびっくりした顔になる。岸井さんは先生を睨《にら》んだ。

「何がいいんです？」

怒りを含んだ声。だが、先生は相変わらずの、のんびりとした顔で答えた。

「給料がもらえれば、ちゃんと生活できるじゃない」

岸井さんの声が大きくなる。

「生活できるから、それでいい？　冗談じゃない！　私はがんのせいで今まで築いてきたすべてを失ったんだ！」

先生はグレーの眉を八の字型に開いて、優しく言った。

「あなたは何も失っていないと思うよ。今までは、ただ、看板《かんばん》かじりをしていただけなんだから」

患者は不審げな顔になる。

「看板……かじり？　何ですか、それは？」

「肩書とか会社での地位や権力、そんなものを自分の力だと勘違《かんちが》いすることがある。そして、その看板にしがみつく。そういうのを、『看板かじり』と僕は呼ぶんだ。

ほら、いつまでも親に面倒を見てもらって、親の経済力を当てにしていると、『親のすねかじり』と呼ばれるだろう。あれと同じことだと思うんだ。肩書に頼って、地位や権力なんかを使うことが当たり前になっている。恵まれた自分の状態に慣れてしまう。そういう、看板かじりをしている人は、がんになるとうろたえるんだよ。

がんで、地位や権力を失うんじゃないかと不安になる。幸せな未来が失われた、明るい将来が奪《うば》われた。そう思ってしまう。それで、気を病んで、病人になるんだよ」

これを聞いて、岸井さんが声を震わせた。

「もう私には実力がないと、そう言うのか……」

人体に起こることは、人間社会にも起こる。

これが、病理医である私の哲学です。

この哲学からすると、「看板かじり」が人体にもあるのかもしれないと考えられます。

優越的な環境に浸《ひた》り、周囲の細胞との信頼が失われていて、自分にとっての幸福を見失っている、そういう看板かじりをしている細胞は、実際の人体にあるのか。

こう考えているうち、これはがん細胞そのものだと気づきました。

がん細胞は、人体という世界の中で優越的な状態に自らを置いていますし、周囲の細胞との協力関係もなく、組織の中で浮いた存在です。

周辺の正常な細胞たちは、自分の役割を果たせるように分化して、臓器の細胞として専門的な仕事をする、成熟した存在です。

これに対して、がん細胞はそうした正常な細胞たちのように専門職として分化できていない、未熟なままの存在です。

それなのに、一人前の細胞のように臓器の細胞たちの間に入り込み、栄養素の通り道である血管やリンパ管を自分の近くに引き込んでまで、正常細胞以上の栄養を消費して生きています。

例えば、肝臓《かんぞう》の細胞は、化学工場のように物質を分解したり合成したりと複雑な仕事をするスペシャリストです。しかし、肝臓の細胞ががんになると、そうした専門能力を発揮する分化をせず、未熟なままの細胞であり続けます。これは、「肝細胞」という看板を掲げているだけの看板かじりと同じことです。

ある意味、がん細胞は看板かじりなのかもしれません。

ろくに働きもしないで給料だけ高い人はどんな組織にもいて、周囲の人から「あいつはこの会社のがんだよ」などと言われることもあります。

しかし、看板かじりをしていた人にがんが見つかると、会社での看板かじりを止めるきっかけになり、人間関係が良いほうに変わることもあるのです。

岸井さんが怒りを爆発させそうになると、慌てて奥さんが、とりなすように言った。

「でも、がんになった人が不安になるのは、当たり前でしょう？」

これでちょっと落ち着いたか、岸井さんも努めて静かな声で反論した。

「それに、不安になるもならないもなく、身体にがん細胞ができればみんな病人だろうに」

これに対して先生が言った。

「人の身体にがん細胞があることは、別に異常じゃない。普通のことだよ」

怪訝《けげん》な顔になる岸井さんを見て、先生が説明する。

人の細胞が増殖するとき、ある程度の確率で遺伝子のコピーミスが起こるのは避けられない。つまり、日常的に、人の身体ではがん細胞が発生していることになる。

そのがん細胞は、人体の免疫《めんえき》システムにより、これまた日常的に排除されていく。

免疫システムの監視の目を逃れて増殖を続けるがん細胞がある程度の大きさになったとき、やっと医師はこれを発見できる。

「がん細胞があることと、病気であることは同じではない。がん細胞によって、人の機能に支障が起こると、そのときに、身体は病気になったというわけだ。

でも、僕が言いたいのは、そういうことじゃない。身体が病気になることと、人が病人になることは違う。

病気になっても、病人になってはいけない。そう言いたいんだ」

奥さんが先生に尋ねる。

「がんがあると知って不安になる。不安になって精神的な苦痛にさいなまされる。そんな人が、本当の病人だと、そうおっしゃるんですの？」

「そう。そして、看板かじりをしていた人ほど、がんだと分かると、病人になりやすい」

このやり取りを聞いていた岸井さんは、じっと先生の顔を見た。考え込んでいたが、しばらくして、こう言った。

「私はがんになって、肩書を失う不安に脅かされている。それを看板かじりだとおっしゃるのなら、その通りなんでしょう。

でも、肩書の何がいけないんですか。会社での肩書を私は誇りにしてきた。お金がもらえる、生活ができる、それだけのために、今まで長い間、必死に働いてきたんじゃない。

私は古いタイプのサラリーマンなのかもしれません。でも、この気持ちは、仕事に人生を捧げてきた人間にしか分かりませんよ」

こう言うと、席を立った。それを追って奥さんも部屋を出ていく。岸井さんの個人面談はこれで終わったが、その足取りは不思議と軽やかだった。

岸井さんが言うように、看板かじりにはやむを得ないところがあると、実は私も思っています。

肩書でも学歴でも名誉でもなんでもいいのですが、時として「看板」は自分が寄りかかれる心の支えになっている場合があるからです。

ですから、岸井さんのように、心が寄りかかれる看板が失われたときに不安になってくるのは、分かる気がします。

けれど、看板かじりをしていると、看板がなくなったとき、不安が今まで以上に大きくなって表に出てくるのです。私があえて岸井さんに看板かじりについて話したのは、そのことに気づいてほしかったからです。

それにしても、なぜ、岸井さんは、看板をあんなに尊重したがるのでしょうか。

その理由は、彼が孤立しているからだと思います。

孤立している人間は、他人に認められたいという思いが強い。そして、自分の持っているものの中で、他人に認められるだろうものを探す。それが、肩書だの地位だのといった看板であることがあります。

でも、世の中には、そんな看板をありがたがる人ばかりではありません。実際には、他人は看板のことなんか、たいして気にしていないものです。周囲の人に看板はさほど認められていないのですが、往々にして、看板かじりをしている人にはそのことが分かっていないようです。

こんなズレが生まれる理由は、看板かじりをしている人が、組織の中で孤立しているからです。他の人間とちゃんと付き合っていないから、自分と他人とのズレにも気づいていないわけです。

孤立しているから認めてほしくなる。だから、自分の看板にすがりつく。他人はそんな看板を本当は認めてはいないが、孤立している看板かじりには他人の本当の評価が分からない。人間関係をつくることから逃げているうちにズレが大きくなり、自分勝手な思い込みから看板かじりになる。だが、その看板を他人は本当には認めてくれないから、不満がどんどんたまる。

こんな状態になりがちなのです。

ただ、ちゃんと人と付き合っていても、他の人と価値観のズレはあり、人間関係のストレスを少なくするには、互いの違いを認めるのが良い方法となります。自分と違う考え方や好き嫌いをする人がいるのを、当たり前だと思って許容するわけです。

もちろん、なかには、ウマの合わない人もいます。そういう人と付き合うのは、かなり苦痛だったりします。

そんな場合は、別に、無理をして付き合う必要はありませんし、嫌いなものを好きになる必要もありません。嫌いな人がいることを、「なぜ？」と考えても無駄なことです。それよりは、「いかに対処するのか」を考え、「嫌いだけれど、この世にいるのは構わない」と思って、あまり深く気に病まないでいたほうがいい。いろんな人がいるという事実だけを許容すれば、それで自分が楽になれるわけです。

がんが自分の身体に存在するのを許容するのもこれと同じで、自分の心を楽にすることにつながります。がんを好きになることはできないでしょうし、その必要もありません。ただ、がんがこの世に存在するという事実だけ許容して、「なぜ」と考えるのをやめることで、ストレスは減るわけです。

岸井さんは、自分の優越を誇ろうとして看板かじりになっています。そして、肩書を振り回しているうちに、本当に相手と信頼し合えるような人間関係を築けなくなり、自分にとって真の幸福とは何なのかも見失っていたわけです。

しかし、がんになったのをきっかけに、看板かじりをやめることができれば、この人の未来はより明るくなると、私は思っていました。

今は嵐の毎日でも、
いつか必ず凪の日が来る

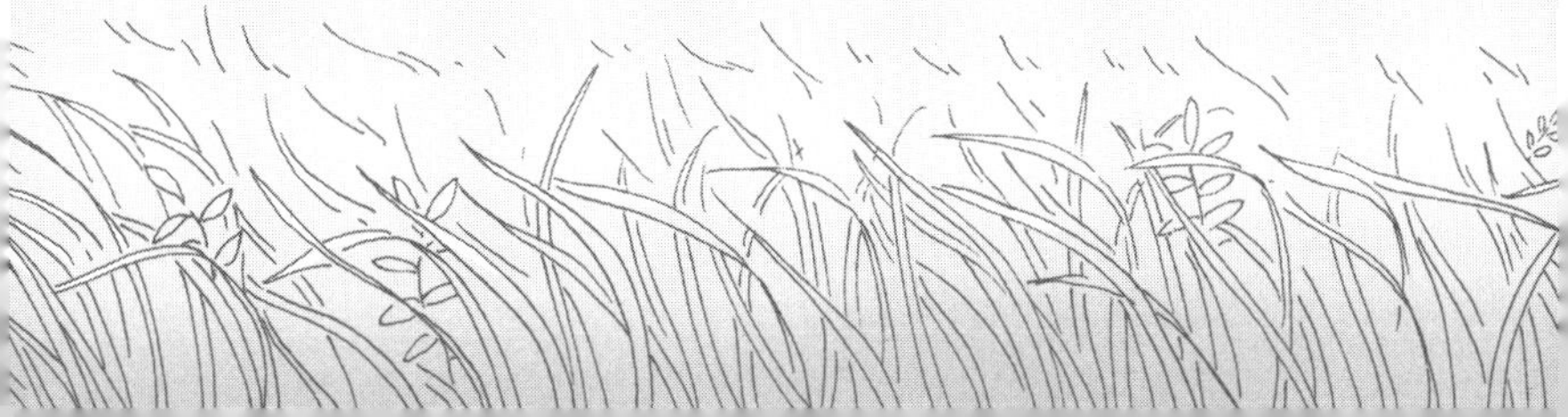

最初の面談から半年近く経って、久しぶりに藤崎さんが訪れた。

彼女は結局、主治医の勧める標準治療を受けた。右の乳房《にゅうぼう》にあるがんを外科的に切除するが乳房の一部を温存し、放射線治療と抗がん剤治療を併用する療法で、会社に勤めながら病院に通って治療を続けている。

先生の顔を見ると、まずそのように経過を報告してから、彼女は抗がん剤の副作用がつらいと漏《も》らす。

「ま、こんなことは、また、ただの愚痴《ぐち》なんですけれどね」

そう言った顔は割合と明るかった。だが、

「治療のほうは、覚悟していたんですけど、会社のほうは予想外でした」

と言いかけて口ごもると、表情が少し曇《くも》る。

「取り残された感じなんですよ。仕事に入り込めない、っていうか」

口調も暗くなる。

「治療はうまくいったんです。手術して抗がん剤治療を開始して、職場に復帰したんですけれど、なんか前と違うんですよね。上司も同僚も自分によそよそしい感じで。無理しなくていい、って言われるし、自分だけお客さんみたいな気分。

以前担当だった仕事も外されて、別の人が担当だし。私のノルマが軽くても、職場の目標はクリアできてるんだから、自分は楽でいいんですけれどね」

「それが寂《さび》しいということ？」

のんびりした口調で樋野先生が尋ねると、藤崎さんは首を振る。

「いいえ、逆です。別にそれでいいか、と思っちゃうんですよ。以前なら仕事を取られたら『立場がない』とか焦《あせ》ってたはずなのに、今はなんともない。もう、自分は前の場所には戻れない感じがしていて、しかも、別に戻りたくもなくなっている。なぜ、変わっちゃったのかな、って不思議な気がしてるんです」

「あなたはどう思っているの？」

先生は藤崎さんの顔を興味深そうに見ながら言う。

「自分でもよく分かりません。ただ、今期の目標達成のために、とか言われても、今期末まで、ちゃんと働けるかどうか分からないしなあ、とか思ってしまうんです。すると、そんなに仕事に気持ちが入らないというか」

「再発が不安なの？」

優しい声で先生が言った。

「それはあります。でも、ちょっと違うかも。

先のことなんか、誰にも分からないのに、計画だ、目標だと、まるで自分で先のことを決めているみたいなことが、もう、ぴんと来ないんです。

それで、会社の他の人と同じ部屋にいるのに、自分だけガラスの壁の向こうにいるみたいな。こう、一人だけポツンと隔離《かくり》されている感じで、他の人のことを眺めているような……。いつ死ぬのかも分からないのに、みんな、何をやっているんだ、という感じなんです。

やっぱり、抗がん剤治療の副作用がつらくて、こんなことを思っちゃうんですかね」

「副作用はいつまでも続かない。必ず静まるよ。

今は嵐の毎日でも、ほっとくと、いつか必ず凪《なぎ》の日が来る。

だから、安心していい。

それでもつらければ、またこうして、愚痴でも言いに来てね」

樋野先生が冗談っぽく笑うと、彼女もちょっと笑って、この日の面談は終わった。

*

それから一か月後、藤崎さんは三度目の面談に訪れたのだが、部屋へ入って来ると、いきなり会社での人間関係についての悩みを話し始めた。

「最近じゃ、もう、サポートばっかりになっちゃって……」

どうやら、彼女は昇格につながるようなプロジェクトのリーダーから完全に外され、サポート役専門のように扱われているらしい。

「治療中であることを考慮《こうりょ》して、と上司は言うんですけれどね、明らかに以前とは違うんですよ。反応が冷たいというか……。

もっとも、この前、お話ししちゃったように、私のほうでも以前とは気持ちが違ってきているんで、お互い様ではあるんですけれどね」

ここで彼女は言葉を切って、先生をじっと見た。先生は平然とコーヒーを口へ運んでいる。それを見て、安心した、とでもいうように彼女は微笑する。

「次の人事異動で、窓際に行かされるかも」

すると、先生はこう言ったのである。

「それは、ほっときゃいいよ」

え？　という表情になる藤崎さん。

「人間、大切なものは少ないよ。なくてはならないものは多くない。だから、たいていのことはほっときゃいいね。

これ、僕がアメリカ留学時代の恩師から学んだこと」

「その頃、先生も人間関係で悩んでいたんですか？」

「そうじゃなくて、研究の仕方のことなんだよ。

大学の研究室にいると、あちこちで重要そうな論文が次々に出るでしょ。読んでおかないといけないと思うじゃない。けど、全部読んでたら、ものすごく大変だよ。

そのとき、恩師が言ったんだよ。

『そんな論文は、出てすぐ読むんじゃなくて、しばらくの間、ただ置いておけばいい。半年も経てば、絶対読まなきゃいけないほど重要な論文なんて、ほとんどないことが分かるから』

ここから、僕は学んだ。

ああ、たいていのことは、ほっといて大丈夫なんだな、ってね」

先生はニコニコして言う。本気なのか冗談なのか、その顔を見ていると、分からなくなってくる。訝《いぶか》しそうに彼女は尋ねる。

「会社のことでも、ほっといて、何とかなるもんでしょうか」

「人生、順境も逆境もない。自分のことで悩む必要はない。だから言うんだ。ほっとけ、気にするな。何とかなるってね」

ちょっと考え込むような表情で、藤崎さんは帰っていった。

＊

さらに二か月後、また藤崎さんが面談に訪れ、抗がん剤治療の副作用に悩まされることはなくなったと言って、ついでのことを口にするように話した。

「やっぱり、異動することになりました。上司から示された異動先候補に、以前から興味のあった部署があって、結局そこに決まりました。出世とは縁のなさそうなところですけれど、今からちょっと楽しみです」

樋野先生は一つうなずいて、こう言った。

「頂上に至る道は一つではないんだよ」

「はい」

藤崎さんは言ったが、先生が何を言おうとしているのか、この段階では分かっていないはずだった。でも、何度も先生と面談を経験しているから、この先、実のある話が出てきそうだと予感しているのだろう、先を促すような視線で先生を見ている。

「山に登るとき、頂上へ行く道は一つだけじゃなく、いくつもあるだろう。がんの治療もそれと同じで、正解が一つだけということはない。いろいろと違う道をたどっても、結局、頂上へたどり着けるのならそれでいい。

人生についても、やっぱり道はいろいろある。どの道を通っても人生だよ。

例えば、今の職場に苦手な人がいるのなら、無理に仲良くなる必要はない。その人とかかわらない生き方を選ぶこともできる。

職場も一つだけだと思う必要はない。別の場所を選んだっていい。

すべては自由なんだ。自由な意志で生きていい」

面談を終えて去ろうとする藤崎さんの顔には笑みがある。先生の言葉に、「あなたの選択は間違っていない」と背中を押された思いがしたのかもしれない。

先生の顔にもいつもの笑みがあったが、見送る視線には心なしか強い力がこもっているようだった。

「がんの悩みの多くは、人間関係の悩みだよ」

私は、がん哲学外来の面談者に、よくこう言います。

また、私は、がんの一生と人間の一生を同列に置いて考えることがあり、あたかも人間関係のたとえ話のようにして、がんのことを話したり、逆に、がんの説明として、人間関係をたとえにしたりすることもあります。

多分、がん哲学外来で対話している人は、私が人間関係の話の途中で、突然、がんの説明を始めても、ただのたとえ話と受け取っているのだと思います。

けれど、私にとっては、単に人間関係について言っているというより、がんそのものに関する今までの経験と、対話している人が抱えている人間関係の問題との共通性について、話しているのです。

ある意味で、私は、がん細胞を人間扱いしているわけです。

病理医である私と、臨床の現場でがんの患者さんの治療にあたっている医師たちとは、基本的ながんに対する知識はほぼ同じです。ただ、病理医と一般的な臨床医とで決定的に違うのは、これまでにどれだけ多くのがん細胞を見てきたのかという経験の量かもしれません。

私は毎日、がん細胞を見てきました。がんの診断ではプレパラート上のがん細胞を顕微鏡を通して見てきましたし、病理解剖では肉眼で悪性腫瘍を見てきました。こうした多くの経験が、がんについての独特の見方を、私の中に形成したのかもしれません。

この日、私が話したことにも、やはり、ちょっと特異な視点の言葉が交じっていたようです。

「嵐の日は続かない。凪の日が来る」

と言ったのは、副作用が続かないという意味のたとえであり、さらに、藤崎さんの会社の人間関係のことも重ねてのたとえでもありました。

ですが、もう一つ、別の意味も込めていたのです。

実は、私が「凪の日が来る」という言葉を贈って慰めようとした本当の相手は、面談者として話していた藤崎さんの意識ではありませんでした。

「今はつらいかもしれないが、必ず凪の日が来るから、自暴自棄《じぼうじき》を起こしてはいけない」

私がそう語りかけたかった本当の相手は、藤崎さんの身体の中のがん細胞だったのです。

がん細胞が自暴自棄にならなければ、人体にさほどの害を与えることなく、自らも長生きして、天寿《てんじゅ》をまっとうすることができます。

逆に、がん細胞が自棄《やけ》を起こせば、全身に転移して人体を殺してしまい、がん細胞自身も短命に終わります。

そうならないようにと、私は語りかけていたのでした。

「がん細胞を説得しようなんて、荒唐無稽《こうとうむけい》だ」

そう、思われるかもしれません。でも、

がん細胞は人間に似ている。がんの一生は人生に似ている。

これは、病理医の経験則なのです。

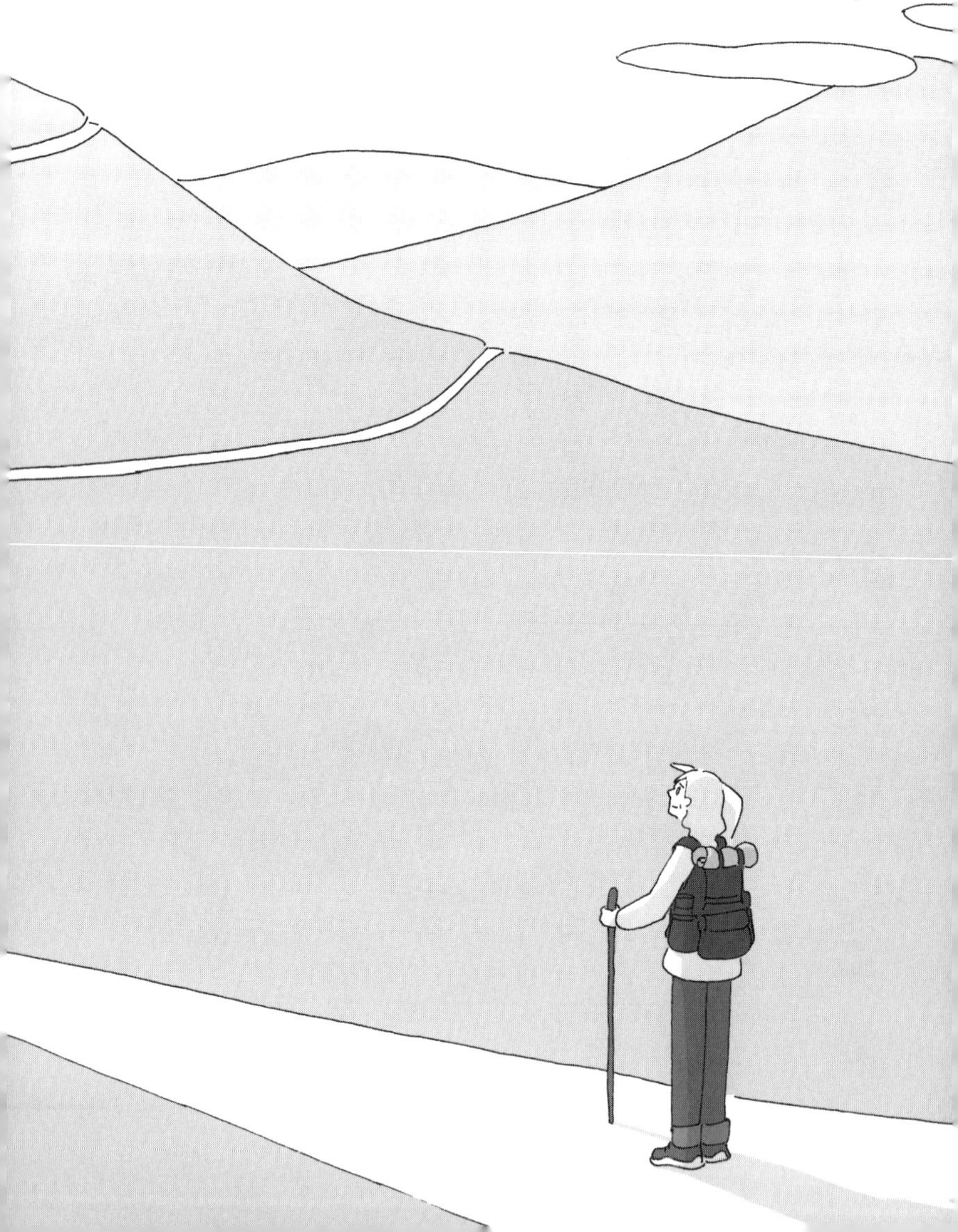

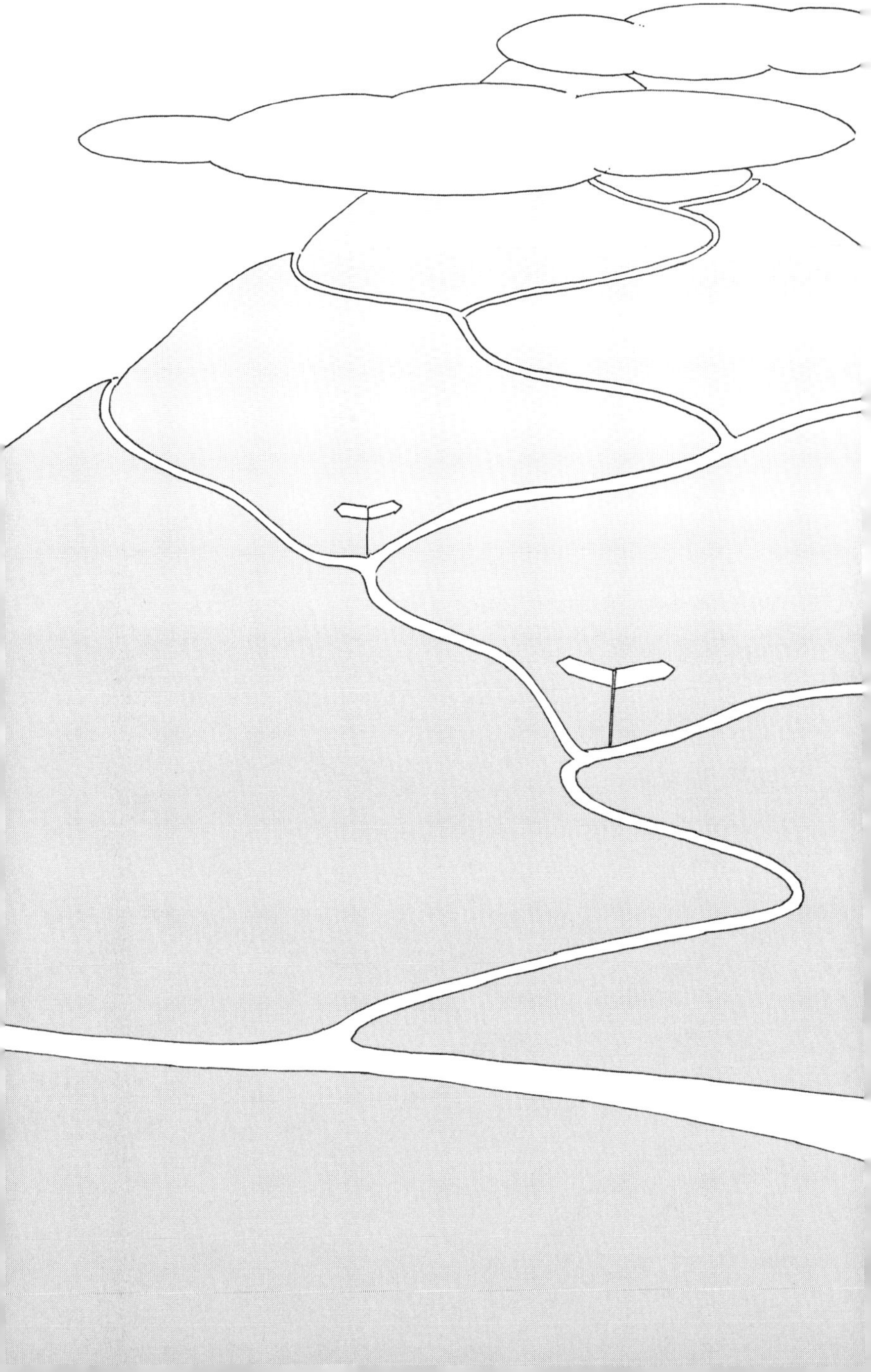

「寂しい」という言葉が孤独を癒やす

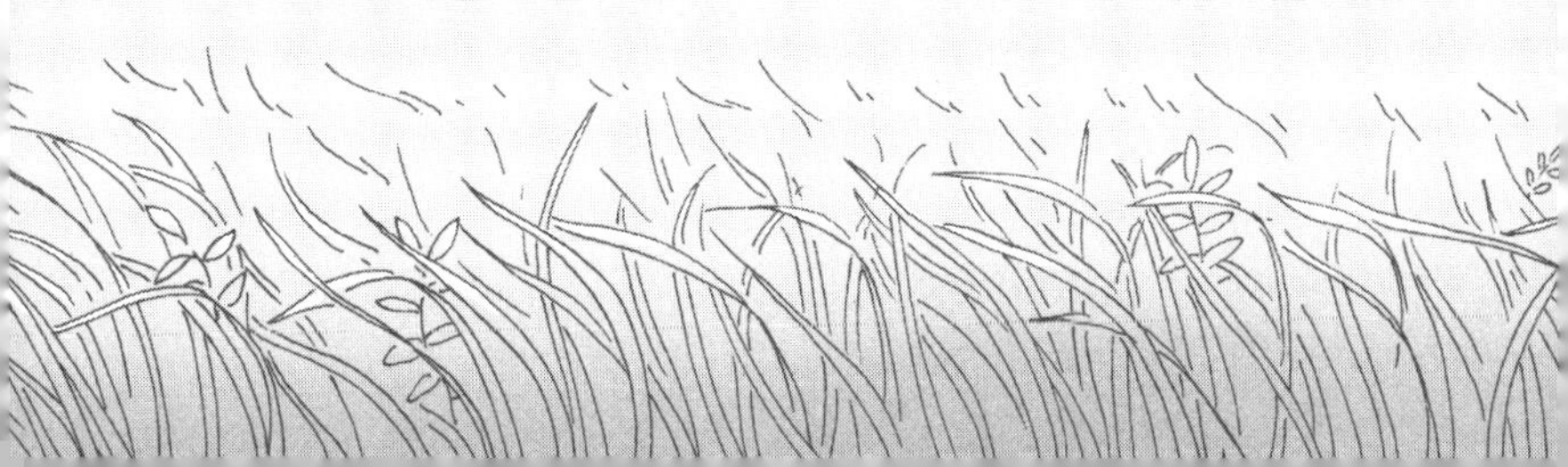

面談者の名前は森善幸さん、年齢は五十一歳、妻と大学生の息子がいて、工作機械メーカーの設計部門で課長職を務めている。五か月前に大腸がんが見つかるが、まだステージＩで、主治医に勧められるますぐに切除手術を受け、その後の治療も順調で特に問題はなく、先月から職場に復帰した。「がん哲学外来」のことは、手術を受けた病院の、金杉恵美という腫瘍《しゅよう》内科の医者から聞いたのだという。

ここまで話が進んだ後、しばらく沈黙が続いた。先生はゆっくりとコーヒーをすすり、のんびりとした表情をしている。先を促すでもなく、相手に無関心というのでもなく、ただ午後のお茶を楽しんでいるという風情。

一方、その向かいに座る森さんはといえば、テーブルの上のアメリカンコーヒーに全く手を伸ばさない。部屋に入ってきてからずっとどこか気の抜けた様子で、その顔は奇妙に弛緩《しかん》している。眉は力なく両端が垂れ下がり、左端がやや下方に曲がって固まった口は、ポカンと薄く開いたままだった。

その口が、唐突《とうとつ》に動く。

「仕事ができない」

先生が柔らかく視線を向ける。が、森さんの視線は先生の顔よりも少し下へ向けられていて、その視線は表情と同様にぼんやりとしている。先生がその様子を見ていると、森さんの口がまた動いた。

「する気になれない。そう言ってしまえば、すべてが終わるんだろうが……」

おそらく独り言である。目の前の相手のことをすっかり忘れている。異様な態度だった。先生がじっとその様子を見ている。この人の表情や態度、口調などに注意深く気を配っているようだった。

改めて森さんの顔を見る。眉間《みけん》には深い縦じわが刻まれ、口の右端だけが吊り上がっている。無気力な様子とは裏腹に、この顔はどこか陰険《いんけん》な印象である。

また沈黙が流れる。森さんの意識は焦点の合わない視線の奥に閉じこもってしまったようだった。

「仕事ができないことを困っているの？」

ふいに先生が尋ねた。森さんがはっとしたように顔を上げる。

「え、そう。あ、いや……」

また声が止まる。視線が外される。が、今度はぼうっとした様子ではなく、何かを考えているようだった。チラッと、先生の顔を見る。ああ、そうだったという表情。

自分だけの世界からようやく抜け出て、ここがどこで、自分が何をしに来たのかを思い出したのかもしれない。先ほどまでのうつろな表情とはかなり違う。相手が何を考えているのか推し量ろうとするように眉根《まゆね》を寄せて、視線をまた落とす。肩がすくめられたまま固まったようにしばらく動かない。

と、唇の右端だけが、また、ひん曲げられたように上がった。

「困っているというより、むしろ逆」

森さんが顔を俯《うつむ》けたまま睨《にら》みつけるように先生を見上げる。かなり感じが悪い。

だが、先生は平気な様子で面談者に尋ねた。

「逆、というと？」

「別に仕事がどうなろうが、どうでもいいとしか思えない。分かる？」

「ああ、全然困っていないから、逆ということね」

「そうじゃない。やっぱり、分からないんだ。そりゃそうか、あの会社で俺がどんな立場だったのか知らない人間に、この気持ちが分かるわけない」

「確かに分からないね。どういうこと？」

「聞きたい？」

「うん、聞きたい」

仕方がないな、という顔で話し始めたのは、彼にまつわる社内での噂話《うわさばなし》だった。

＊

ひと月ほど前、薬を飲むために水が必要だった森さんは、会社の給湯室の裏でこんな会話を聞いたらしい。

「ねえ、森さんのことどう思う？」

「え、何のこと？」

それは彼の所属する部門の女子社員たちだった。

「あの人、がんらしいじゃない」

「ああ、何、かわいそうとかそういう話？」

「そうじゃなくて。まあ、かわいそうとかは別に思わないけど」

「わたしもそう。自業自得っていうか」

「そうそう。皆そうなんじゃない。ざまあみろ、って言った人もいたし」

「何それ。さすがにそれはひどいな。分かる気はするけど」

「あなただってひどいじゃん」

「だって、下手に同情したらかえってキレられそうだもの。『おまえごときに哀《あわ》れまれるいわれはない』とか言って」

「それ、森さんだったら言いそう。プライド高すぎだから。まあ、あの人のこと、たいていの人は良く言わないよね」

「腕がいいのは認めるけど、態度が最悪。人のことをいつも見下してる感じ」

「一応、課長待遇だけど、だから一人も部下がいないんだよ。昔はいたらしいけど、みんな逃げたってさ」

「当たり前。誰があんな人の下に付きたいよ。わたしなら絶対イヤだ」

「うちの課の連中が言ってるの、森さんがいなけりゃいないで、何とかなるもんだなあって。ほら、この間まで休職してたでしょ。最初は困ったけど、今じゃ何とか回せてるし」

「そういえば、社食で話してるのが聞こえた。『あの人の仕事、特別なコツでもあるのかと思ってたけど、何人かで分担して少し長めの時間をかければ、こなせないことはないんだなって分かってきた』って」

「そうなると、もう森さんは別に要らなくない？」

「大人数でやると人件費がかさむから、上のほうは嫌がるかもしれないけど」

「いや、それがそうでもない。いつまでも個人に頼るんじゃリスクが高いし、長い目で見ればチームで解決する体制に変えたほうが安定する」

「お、なんかもっともらしい意見」

「でしょう？　だって、わたしが言ったんじゃないもん」

「じゃ誰？」

「部長がそう言ったらしいのよ」

「じゃあ、もう決まりじゃない」

＊

社内で偶然に耳にした、女子社員たちの会話について話した後、森さんは言った。

「無能な奴《やつ》にどれだけ嫌われたって、別にどうでもいい。どんなに嫌味《いやみ》を言ったって、あいつら、俺がいなけりゃ仕事にならないんだから。俺にはそれだけの腕があるし、会社には俺の腕が必要なのは分かっている。と思っていたんだけれど……」

そのまま長い沈黙が続く。

森さんはぼうっとした表情で、俯いていた。が、また唐突に顔を上げて言った。

「あいつら間違えやがって」

森さんがまた自分の世界に入っている。

「そのうち助けを求めて帰ってくる。どうせそうだ。そうに決まっている」

先ほどとは違って、表情が険しい。

「あいつらって。誰のこと?」

あ、そうか。そうつぶやいたのは、先生の存在をまた忘れていたと気づいたからだろう。そして、不愉快そうにこう答えた。

「俺の妻と息子。妻とは別居中だよ」

「そう」

どうやら、先ほどとは別の話らしいが、先生はそれ以上、尋ねなかった。森さんは先生と視線を合わせないように少し右を向いている。二人ともまた無言になるが、やがて森さんが不承不承《ふしょうぶしょう》という感じで先生のほうを見た。

「別れてくれってさ。半年と少し前だったかな……。急に言い出したんだ。別れてくれって。いきなり、こう切り出してきた」

ここから、今度は彼の奥さんとの出来事が明かされた。

「養育費は要らないから……。

あの子がそう言っているの。学費はバイトで稼ぐって。そんなことで揉《も》めて遅くなるくらいなら、お金なんかいいから早く別れたほうがいいって。

もう何年も前から考えていたの。あなたは馬鹿《ばか》にしているでしょうけれど、生活のあてはもうある。二年前からパートで働いているの。資格も取った。正社員にならないかと言われているのよ。

あの子ももう大学に入ったし、学費はバイトと奨学金で何とかするって言ってくれている……」

「俺はもう要らないってことか……」

「え？　今さら何を言ってるのよ。あなたにとって、要らないのは私たちのほうでしょう。もう限界。いつもいつも見下されるのは耐えられない。

あなたと結婚してから、今月でやっと二十年よ。長かった。この時をずっと待っていた。

だから、お願い。もう別れてください」

＊

「俺はショックだった。けれど、まだ本気では心配していなかった。どうせ帰ってくると思っていたから。心配よりも、腹が立っていた。会社から家に帰ると誰もいない、虚しさが襲ってくるが、すぐにこう思った。『あのバカのせいで』腹を立てていられたうちは良かった。しかし、それもできなくなった。会社の健康診断でがんが発覚。頭が混乱した。気がついたら家に帰っていた。が、やっぱり誰もいなかった」

森さんの口が再び閉ざされる。

だが、今度の沈黙は短かった。先生がこう尋ねたからだ。

「奥さんに、がんのことは話した？」

森さんは少し間を置いて答えた。

「言えるわけない。『おまえらが帰ってきても、俺には何の力もない、命もないかもしれない』なんて」

「奥さんがかわいそうだから？」

「さあね。分からない。とにかく言いたくないんだ」

「でも、僕には話した。なぜ？」

少し考え込む様子。

「知らない人、だからかな。いや、それは変か。知らない人間に自分の立ち入った話をするなんて、俺らしくない危ないマネだ。どうかしているのかもしれない、今の俺は。ああ、きっとそうだ、どうかしているから話したんだろう。

考えてみれば、仕事ができなくなったなんて、今までの俺なら口が腐《くさ》っても言えやしない。恥《はじ》だからね。でも、今は言えてしまう。

どうせ死ぬんだから、と思っているからだろうよ」

そして、また沈黙が訪れる。

もう五分以上も続く静寂《せいじゃく》。だが、先ほどとは違い、先生は何も言わない。じっと、森さんが口を開くのを待っているのかもしれなかった。

やがて、森さんが言った。

「もう、以前の自分がどうだったのか、よく思い出せない、どんな気持ちで何を考えていたのか。別の人間になってしまったみたいだ。

会社で特別扱いされてなけりゃいけないとか、仕事で一目置かれていたいとか、そんなことを考えていた気がするけれど、なんでそんなことが大事だったのか、分からなくなっている」

先生は静かに言った。

「変わったんだね」

「そうかもしれない。それで困っている……、のかも」

俯いている森さん。先生はじっと見守っている。

と、突然、森さんが顔を赤くして、叫ぶようにしゃべりだしたのである。

「こういうのはないはずだろう。こういう悲惨なのは、昔、子供の頃で全部終わりのはずだろう。なあ、そうじゃなかったって言うのかよ?

他の奴がみんな持っているものを、俺だけが持っていなかった。話をしたり遊んだりする友達、いつも家にいて俺のことを心配したり励《はげ》ましたりしてくれる母親、休日には遊びに連れて行ってくれたり俺の学校のことを尋ねたりする父親、近くに住んでいて、ときどき行き来して盆暮れやお祭りの日には集まって宴会するおじさんとかおばさんとかじいさんとかばあさんとかいとことか、そういう親戚。そういうのが、俺には誰もいない。

なぜだ？　俺が特別だから、特別扱いだったんだろう。違うのか？

俺が特別だから、他の奴が楽しく笑っているとき、一人でいなきゃいけない。その代わり、必ず俺だけが特別なものを手に入れるんだと思っていた。

子供のころ不運だった分、大人になったら幸運がやって来る。

だから、運の悪い奴が罹《かか》るがんとかそういう病気に、俺がなるわけがない。そう思っていた。

違ったのか？　俺が、がん？　俺は特別じゃない？　じゃあ、なんで俺はあんな酷《ひど》い目にあっていたんだ？」

言葉が突然止まった。そのまま何も言わない。先生は黙って森さんを見守っている。

十分近くが経過したとき、ふいに、森さんが口を開いた。

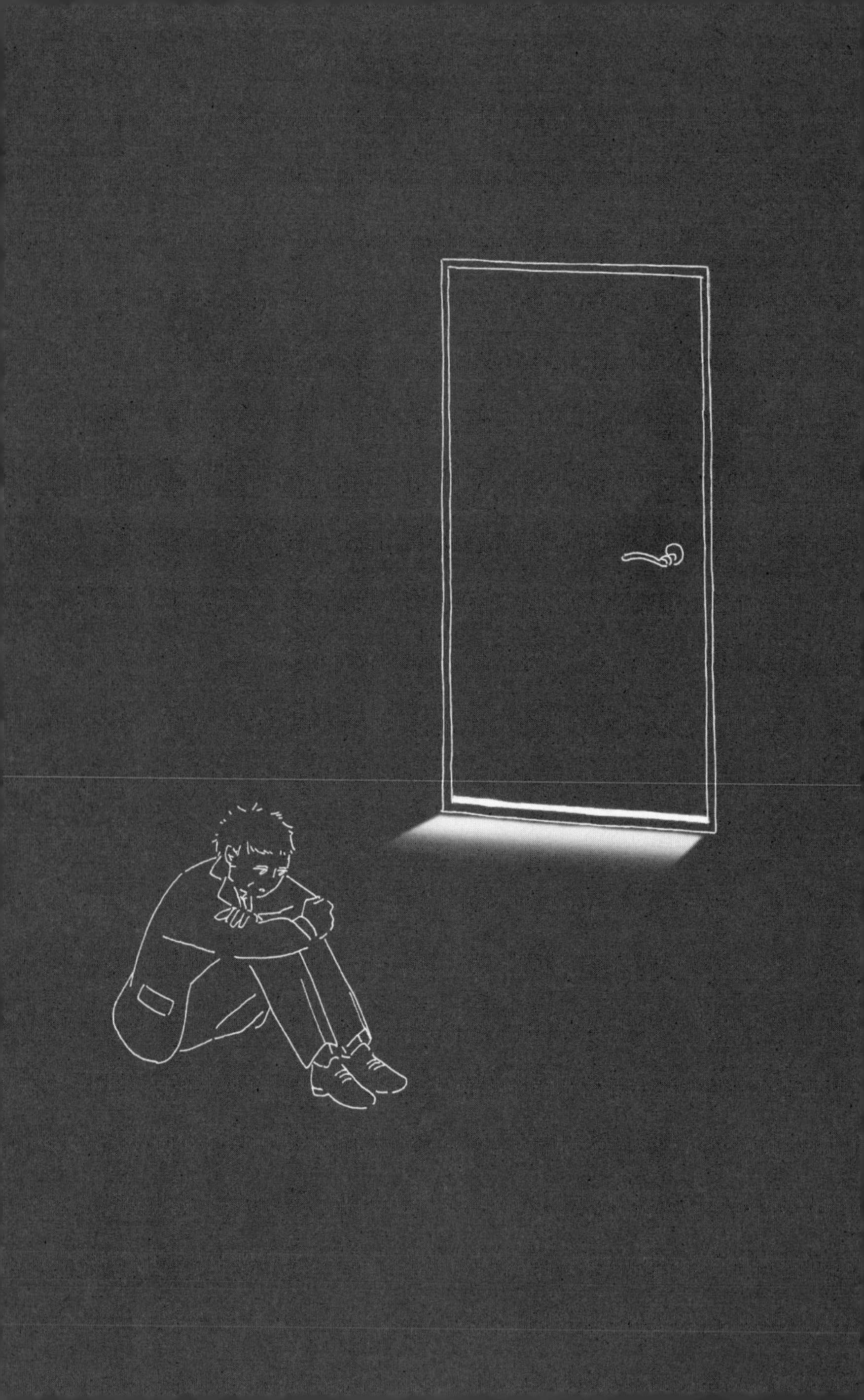

「寂しい」

この声を聞いたとき、先生がこの日初めて、ニッコリと笑ったのだった。

部屋に入って来たとき、森さんの心は闇の中、私の言葉は届かない状態でした。

この人は混乱していたのです。落ち着くことが必要でしたが、いつまで経っても、それは自力では難しかったでしょう。多分、森さんは無意識のうちに、誰かの助けを求めて、がん哲学外来を訪れたのだと思います。

混乱しているこの人には、まず、ひたすらに話を聞いてあげることが必要でした。寄り添うことが大切だったのです。

この人はがんになる前から一人でした。子供の頃に何かあったのが原因なのかもしれません。人間関係をうまくつくることができずに、他の人と心を通わせることが苦手で、結局、ずっと孤立して生きてきたようです。

ただ、そのことには、日常生活の忙しさに紛れて気が付かなかったのです。奥さんとはとっくに心が離れていたし、仕事以外にすることがない毎日でした。そ

の会社での立場によってかろうじて人間関係が保たれていたけれど、それも表面的な関係でしかありませんでした。

ひとりぼっちの自覚がないまま、自分を救うストーリーを心の中に描いていて、それがかろうじて心を支えていたのだと思います。

ところが、がんをきっかけに、自分の孤立を自覚せざるを得なくなったのでした。

そして、ひとりぼっちである自分の本当の気持ちを自覚して、ようやく言うことのできた言葉が、「寂しい」でした。

つまり、他の人の存在を必要としていることを、やっと、森さんは認めることができたのです。

きっと、ここから彼の孤独を癒やす道が開けるはずです。

医者が、
がんになって気づいたこと

ふらっと入ってきた背の高いボブの女性、細身で手足の長い体型、眠たげな二重《ふたえ》瞼《まぶた》の三白眼《さんぱくがん》、年齢は三十代後半から四十歳くらいに見える。

樋野先生に挨拶というつもりか軽く会釈すると、室内の椅子に腰を下ろし、唇の薄い口を前置きもなくぶっきらぼうに開いた。

「ある男性のことなんですけどね」

顔見知りだろうか、何の戸惑いも見せず、先生もごく自然な調子で応じる。

「そっちの病院の患者さん？」

「ええ。もともとはそうでした」

どうやら女性は医師であるらしく、「男性の名前は金杉晋二」と言ってから、患者の病状や経過について話し始めた。

今から一年二か月前、七十二歳でがんと診断され、原発部位は前立腺だと思われるが、発見時にはすでに肺をはじめいくつかの臓器に転移があったという。

と、少し間をおいてから女性が続けて言った。

「ホスピスに転院させて半月ほどして、アタシにこんなことを言うんですよ。

『俺はガキの頃、酷《ひど》い生き方をさせられた。いつも踏《ふ》みつけにされて、蔑《さげす》まれて。

どこにも俺に非はないのに。だから、人を傷つけようと欺《あざむ》こうと、俺は許される。それだけの代償は、もう、とっくの昔に払ったんだからな』

不幸な生まれ育ちのせいで、幼少期が悲惨だった。だから、その後の人生では優遇されて当然。神がいるのなら、そうでなきゃ不公平だ。どうも、そういう理屈らしいんですよ。

周囲の迷惑なんかお構いなしの人生を送って、こっちの病院にいたときも末期がんで転院してからも好き放題。で、ホスピスから様子を聞かされてやって来たアタシに、わざわざそんなことを聞かせたってわけです。『文句があるか』という顔で。

どう思います、先生？」

「がん哲学外来」としては変則のようだが、知り合いの医師が、自分の患者のことで樋野先生に相談に来たということらしい。

先生はここで少し考え込む。

「うーん。僕はその人に会っていないし、どんな態度を取るといいのか、簡単には答えられない。けど、……あなたはその人の考え、どう思ってる？」

すると、彼女は眉をひそめ、吐き捨てるように言った。

「クソみたいな人生観ですよ。そんな生き方のどこに救いがあるんです」

先生が少し驚いた顔をする。

「それ、本人に言ったの？」

「いえ」

「そうだよね。ちょっと言えない言葉だと思うよ」

「……別に言ったって良かったんですけどね、本当は」

先生がじっと相手の顔を見るが、彼女のほうは先生ではなくテーブルの上に目をやり、カップに手を伸ばす。特に意味はないのか、それとも視線が合うのを避けているのかは、表情からうかがい知ることができない。先生はさらに言う。

「普通、医者は患者の人生にそこまで立ち入ることはしないけれどね」

「患者、ならね」

ここで、先生が珍しく、訝《いぶか》しそうに目をしかめる。

「患者とあなた、苗字《みょうじ》が同じだね。ご親戚とか、それとも……」

「ええ、親なんですよ。実の」

そう答えた女性の名前は金杉恵美、金杉晋二さんの一人娘だった。

*

彼女は父親について語り始めた。

「人生は闘争なんだ。あの人は、アタシが子供の頃から、そう言ってました。

自分の所属する大企業でのし上がることにしか興味がなくて、業績上げるためなら手段を選ばない。全国の支店を渡り歩いて出世の階段を上るんですよ。妻子を蔑《ないがし》ろにしてね。

アタシと母は二、三年に一回の転勤のたびに、予告もなしに、知り合いも何もいない地方の街に放り出されました。

あの人は、家になんかほとんど帰ってこなかっただけじゃない、たまに帰ってくると怒鳴り散らす、逆らえば暴力です。すぐに手が出る、大声で脅す、恐怖で言うことを聞かそうとするんです。

当時からずっと、あの人の処世訓《しょせいくん》はこうでしたよ。

『痛めつけられるとか、騙《だま》されるとか取られるとか、そんなものはやられるほうが悪い。卑怯《ひきょう》だとか汚いとか、甘いことを言っているから酷い目にあう。そんなものは自業自得だ。やられて泣きたくなけりゃ、その前にやればいいんだ。食われる側になりたくなければ、食う側に回るしかないんだからな』」

ここで言葉が一度途切れた。金杉さんは視線を下に落としている。よく見ると、細身の両肩が微かに震えていた。

「それを聞くたびに叫びそうだったもんです。

反社会的組織のメンバーかよ、アンタは。それとも、どっかの国の独裁者か。

弱肉強食なんて、まともな人間のルールじゃない。それがやりたいのなら人間やめろ。獣《けもの》にお似合いの場所、サバンナでもジャングルでも好きな所へ、自分だけで行け。

アタシと母さんを、もう二度と巻き込むな。

昔っから、あの人にそう言いたかった。

結局、一度も言わずに終わりましたけどね」

話が途切れ、二分以上も沈黙が続いただろうか。

やがて、先生が静かな声で言った。

「親の悪口を言わなかったのは、良かったと思うよ」

金杉さんは苦笑する。

「いえ、言う機会がなかっただけです」

そして、今度は、自分と父親とが疎遠《そえん》となった事情を話し始めた。

中学三年で母親が亡くなったときには、もう我慢の限界だった。

父親を一人残して地方都市から飛び出し、東京在住だった母方の叔母の家に身を寄せ、東京で高校進学、その後、都内の大学の医学部へ進んで医師になる。

それから十年余り、一度も父親とは連絡を取っていなかったという。

「昨年になって、あの人の入院先から電話があったんですよ、唯一の血縁者ってことでアタシに。で、うちの病院で検査することになり、確定診断後、ホスピスへ転院。それから、四か月余りで亡くなった、そういうわけです」

彼女の口調は、ずっと、淡々としたものだった。

*

しばらくの沈黙。と、女性はまたぶっきらぼうに口を開き、父親に対する自らの思いを先生に吐露《とろ》し始めた。

「アタシみたいに強くもない人間にとって、つらい日々のことを振り返るのはどれだけ努力しても難しい業です。正直なところ、そんなものはできれば思い出したくない、思い出さずに済ませたいです。

なのに、無理やり思い出させられた。困りましてね。

心の中にはまだ、あの頃の子供が生きているんです。今もね、誰も知り合いがいない見知らぬ街を、ずっとさ迷っているんです。

なんとか、あの小娘を助けてやりたい。助けてやらないわけにもいかないじゃないですか。

だって、こっちはもう、中年女ですよ。あれからいろんな目にあってきたし、少しは知恵もつけたし、物も考えてきたつもりだし。もうあの独裁者の言いなりにゃならない、なってたまるか、ってね。

ひと言、言ってやる。あの頃に言いたかった言葉を、今度こそ言ってやる。ってね、そう思ってたんです」

「けれど、結局、何も言わなかった」

「ええ」

「なぜ？」

「……」

彼女は押し黙ってしまった。一分ほども沈黙が続いたろうか、いったん閉じた彼女の口がまた開いた。

「きっと、ストレスがきつかったのよ」

まるで感情のこもらない声、セリフを棒読みしているような調子で、さらに続く。

「ひどく疲れていたに違いないし。だから、ちょっとしたことでカッとする。イライラもする。きっとそうよ」

そこで止まった。怪訝《けげん》そうな先生の顔を彼女は見る。

「アタシの母親の解釈です、あの人の内面についての。子供の頃、あの人に怒鳴られたり殴られたりして泣いてると、いつもアタシに言ったもんです。

『あなたは、ただ優しいことを言ってもらって、それで安心したかっただけよね。わたしは分かっている。けれど、お父さんにはそのことが見えない。それほど、あの人の心の中は怒りや不安でいっぱいになっているのよ。きっと、そうなのよ』

だから、許してやれってわけですよ。あの人の暴力の一番の被害者に言われちゃ、もう、アタシには泣くことも怒ることもできやしなかった」

金杉さんの回想は終わり、かなりの時間、沈黙が流れた。

やがて、優しい声で先生が尋ねる。

「それで、お父さんに何も言わなかったんだね。お母さんの言葉で許す気持ちになったから……」

「な、わきゃないでしょう！」

いきなり、鋭い声が言葉を遮った。先生がハッとした顔になる。見ると、彼女の全身が震えていた。

「母は死んだんですよ。もともと虚弱体質のくせに、あいつの理不尽な仕打ちに耐えて耐えてストレスをためて、無理難題を押し付けられ続けた挙げ句、過労で倒れて。あいつが殺した。今でもアタシはそう思ってます」

彼女は腫瘍内科医としてある病院に勤務していて、私は別の病院の病理医です。

実は、腫瘍内科医にとって病理医はごく身近な存在なのです。

例えば、病理診断において、「がん細胞であるか、がん細胞でないか」「ステージはどうか」などを判断するスペシャリストが病理医であり、がんになった患者にとってどう処置するのがベストなのかを見つけるのが腫瘍内科医です。

そのため、腫瘍内科医と病理医は、がん治療の現場で日常的に協力関係にあるわけです。

ところで、がんになること自体は、人間であるからにはある程度、仕方のないことだというのが、専門家の常識です。

身体の細胞ががん化するのは、確率の問題ですし、がんが悪化するかどうかも確率の問題です。また、見つかったがんが治るかどうかも確率だし、がんが転移するかどうかもやはり確率の問題なのです。

腫瘍内科医である彼女にとって、がんとは、改善のための確率を上げるためにベストを尽くすべき対象だったはずです。冷静に患者のリスクを下げる方法を考え、探るのが彼女の仕事であるはずでした。

高い専門性と、冷静な判断。これが医者に求められる条件です。この条件を高いレベルで備えているほど純度の高い医者だと言えます。

より純度の高い医者ほど、患者さんや社会の役に立つのであり、彼女はもちろんそのことをわきまえた人です。

ところが、複雑な家庭的事情により、彼女は実の父親のがん治療に際して、冷静さを保つことに困難を感じていました。冷静さを失っては、医師としての使命は果たせません。

おそらく、金杉さんが「がん哲学外来」を訪れた動機は、自らに職業的な危機を感じていたからなのだと、ようやくこのとき、私は気づいたのでした。

「あの人に、最後まで何も言わなかったのは、アタシががんの医者だからかも……」

彼女はポツリと言った。

「何も言わなかった理由は、がん細胞の成り行きとあの人の人生とを、無意識のうちに重ね合わせていたからかもしれないと、気づいたんですよ。

がん細胞だって、望んでがん細胞になったわけじゃないし、全部が全部、質《たち》が悪いわけでもない。

細胞分裂のときに遺伝子のコピーミスがあったのは、その細胞のせいじゃない。その遺伝子異常の細胞だって、周囲の細胞との関係によってはあまり悪化しないときもある。

運悪く心の歪《ゆが》んだ人間も、周囲の人間との関係次第では、だんだん穏やかになることだってある。ええ、母の言った通りでした。

ただ、アタシにはあの人が生きていたときには、まだ、ちゃんと分かっていなかった。気が付いたのは、自分ががんになってからです。

言い忘れてましたが、アタシ、がんだったんです。半年前、胃の内視鏡検査で見つかって、その場で切除しちゃいました。直径5ミリもないくらいのヤツです。

切った小ちゃい腫瘍を見てるうち、気づいたんですよ。

ああ、こいつはあの人に似ている。あの人だって、成り行き次第ではどうなったか分からないんだな、ってね。

ちょっとしたことで、全然違った生活だってあった。過去の悲しさや寂しさ、悔しさに心を占領されたままじゃなく、美しいものも楽しいものも正しいものも、ちゃんと味わって生きる道だってあったかもしれない。

あんなふうになって死んだのは、ただの運だったんだ。

アタシは、心のどこかでそのことを分かってたんでしょうね。だから、最後まであの人に何も言わなかった、そうなのかもしれないとね」

おそらく彼女は、それまで「自分ががんになるとは、どういうことか」と考えたことはなかったのでしょう。ところが、彼女自身にがんが見つかって、患者という立場に置かれ、否応なくそのことを考えさせられました。

そのことで、自分の心の中に長くしこっていた、最も痛い思い出を、全く新しい視点から見直すことができたのだと思います。

金杉さんはゆっくりと席を立つ。そして、立ったまま、先生にこんなことを言った。

「アポトーシス（細胞の自死）は、あくまでも細胞の自発的な現象であってほしいもんです。

ある細胞がアポトーシスを起こす、その一方で、まだ死んではならない細胞は生きる意志をはっきりと示す必要があると思うんですよ。さもないと、自滅のメカニズムが止まらなくなりますから。

もし、生きようとしている細胞を免疫システムが殺そうとするとしたら、それは多分それが人間の身体にとって利益になるからなんでしょう。がん細胞を免疫システムが殺そうとするのはそれが理由だと思います。

でも、たとえがん細胞であっても、もし、全体の利益を大して損なわないのなら、人体のシステムはそれを殺すことをさほど重視しないんじゃないか。また、もし人体が老いて緩やかな全体的な死へと向かっているのなら、もう、免疫システムはがん細胞を殺すのを急がないんじゃないか。

アタシは先生のような病理医じゃありませんから、がん細胞の振る舞いに詳しいわけじゃない。それでも、がんの治療を職業にしているうちにいろいろ考えてきたわけで、そのなかには、こんな妄想的なこともあるわけです。

今日ここへ来たのは、ちょっと、それを聞いてほしかったからです。先生以外の医療関係者に、こんな妄想をうっかり話すと、危ない奴だと思われかねないんで。
ああ、せいせいした！　しゃべれて良かった。
じゃ、スッキリしたんで、帰ります」
彼女はニカッと笑って、部屋から去っていった。

昔から、がん細胞の良性化という言葉があります。良性化とは、がん細胞がちょっとおとなしくするという意味で、リハビリテーション・オブ・キャンサーセルという言葉を、私の恩師なども使っていましたし、日本でも吉田富三という病理学者が、がんの良性化と言っていました。

実際、がん細胞が良性化することはあります。がんを大きくしないようにする研究は昔から行われており、それは、がん細胞と周りの細胞たちとの関係性によるということが分かっています。つまり、正常細胞がしっかりしていれば、がんが大きくならないということです。

今は、ある遺伝子を入れて、細胞の増殖を抑えるという研究が行われています。がん細胞に徐々に遺伝子の変異が蓄積されていって、がんという病気が進行します。ところが、遺伝子の異常がある場所に、正常の遺伝子を入れると、がんが消えるわけではないものの、進行が遅くなるのです。

こうした現象は、試験管レベルの実験では確認されています。確かめるのは難しいですが、あるいは、余命一年と言われている人が、十年も生きるという場合があるのは、こうしたことが実際に起こったからなのかもしれません。

ただ、少なくとも言えるのは、がんという病気は、正常細胞が順調に増えているところではあまり大きくならず、周りの細胞が劣化すると大きくなる傾向があるということです。

特に、最初のがんでは、周りとの関係性が重要です。がんにはステージがあり、初期のまだ周りとの関係性を保っているときは、周りの正常細胞がりっぱになれば、がんは選択的に大きくならないのですが、そうでないと、がんは進行しやすいのです。

人間社会でも、周囲の人々が嫌な人間を排除しようとすると、その嫌な人間はさらに悪性化します。これと同じことではないでしょうか。

がんも人間も、たとえ嫌な奴だと思っても、あまりイジメてはだめで、緊張感を持ちながらも、共存するということが大切なのです。

実の父親が臨終に至るギリギリのところで存在を許容した金杉さんの話を聞き、私は改めてこのことを痛感したのでした。

正論よりも配慮のほうが大切

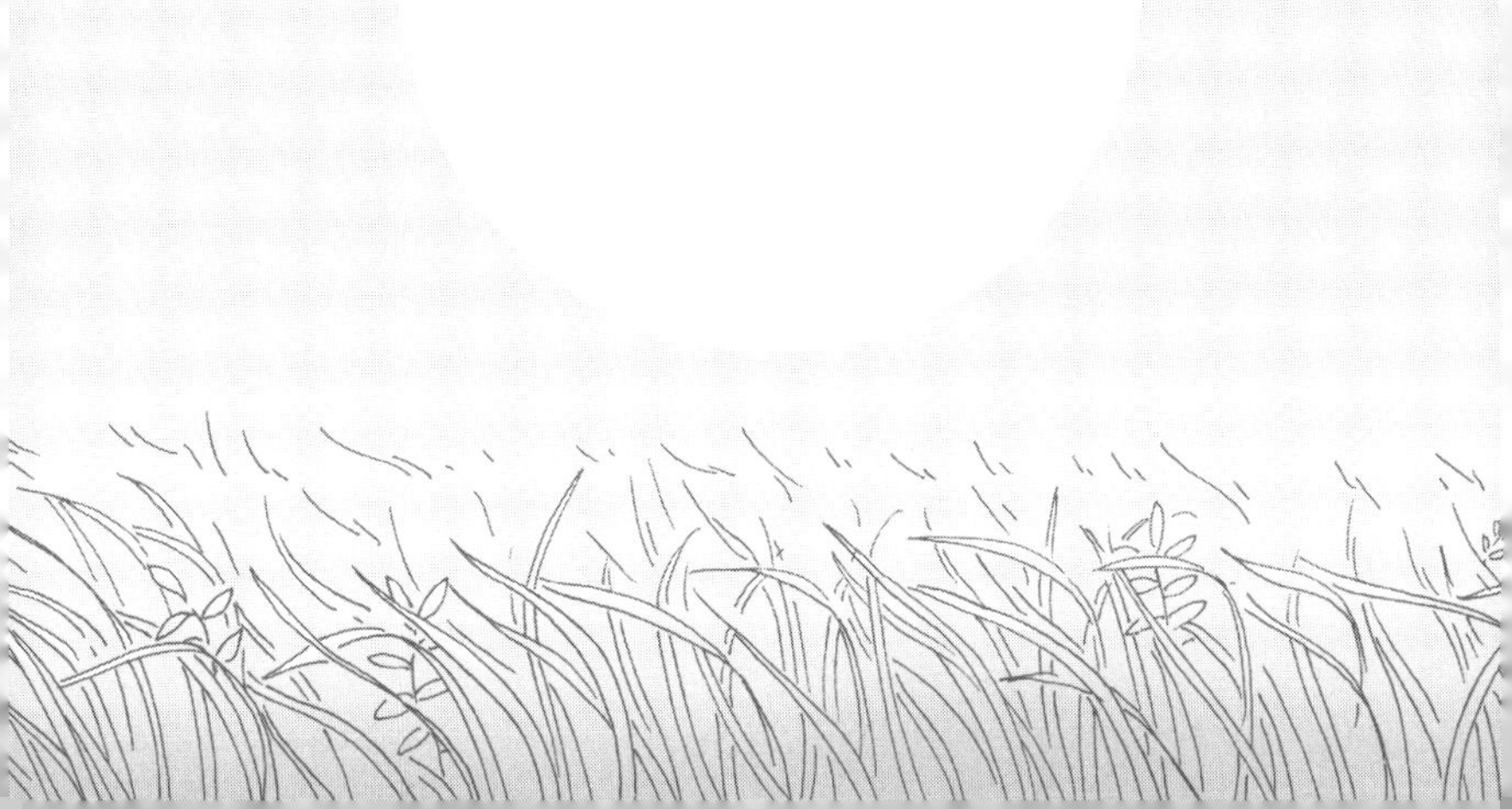

面談者の男性は椅子に座ってから、小柄な体を縮めて、しばらく身を固くして黙っていたが、自己紹介というつもりか、

「あの、林孝信です。四十九歳で一人暮らしをしています」

と言ってからこう続けた。

「家族がいないもんで。気が付いたら、ずっと、家の中で独り言を言っていました」

初対面にしては少々唐突《とうとつ》な感じの滑《すべ》り出しだったが、先生はまるで意に介さないらしく、知人にでも話しかけるような、ごく自然な調子で尋ねた。

「気が付いたら、というのは、がんになってからということ？」

「はい」

八か月前、会社の定期健診で初期の直腸がんが見つかった。その治療のために半年の休職期間中、自宅アパートでずっと一人で過ごすうちに、いつの間にか、自分が独り言を言っているのに気づいたという。

ここからしばらく、先生と林さんは、彼のがんの状態と治療経過についてのやり取りをしていた。まだ小さいうちに切除された直腸がんはその後の治療も順調で、今のところ問題はなさそうだった。

と、先生は、先ほどの話題に戻す。

「ところで、以前は、独り言の癖《くせ》はなかったの？」

「分かりませんけど……」

林さんはちょっと口ごもる。下を向いて、恥ずかしそうな様子でこう言った。

「わたし、人と付き合うのが子供の頃から苦手で、ずっと、友達と言えるような人はできませんでした。今の会社でもやっぱりそうで、入社してもう三十年近く経ちますけど、仕事の話の他はほとんど人としゃべるようなことがないんです」

先生はゆっくりとカップを口に運んでから、のんびりした口調で言った。

「そう。でも、今日はかなり話してるね」

林さんは、ちょっと大きめの顔の、こぢんまりとした目を見開いた。

「本当だ。なぜでしょう？　いつもなら、初めて会った人と何をしゃべったらいいのかさえ分からないのに。口下手なんで」

「そうかな。あなたはけっこう上手だと思うよ、話すの」

彼は驚いたように先生をじっと見ると、少し顔を赤くした。

「そうですか？　ひょっとしたら、自分じゃ気づいていなかっただけで、前から言っていたんじゃないかなと思います、独り言。

もう二十年以上、会社から家に帰っても、誰もいない暮らしでしたから。

ああ、そうです。家でいつもぶつぶつ言っていた気がします。自分じゃ、頭の中で言っていたつもりでも、誰も聞いていないのをいいことに、口に出して言っていたのかも。

会社でのことを思い出しては、不満ばっかり。他の人の悪口とか……」

林さんがまたうつむいた。しばらく、視線をテーブルの上のカップを持っている自分の手のほうに落としたまま、口をつぐんだ。

先生もまた自分のカップを手に、黙ってコーヒーを飲みながら、彼の言葉を待っているようだった。

林さんのように「口下手です」という人に会うと、かつての自分を思い出します。私はもともと口下手でしたし、島根の出身で言葉が出雲弁でしたから、大学進学のために地元を離れてからは、人と話すのが苦手でした。それで、医学部を

出たときには、臨床医ではなくて、病理医になりました。それが、今では「がん哲学外来」で、日常的に人と話すことが必要になっているのですから、不思議な気もします。私のような口下手な病理医が、一人一人と対話する場に出ることに対して、周りもよく賛成してくれたものだと思います。

ただ、改めてこれまでを振り返ってみると、こうなるのが自分としては自然な成り行きだったのだな、とは思います。

まず、病理医になってからしばらくは、もう、毎日が死体との対話です。そこからは、たちまち時が過ぎて、二〇〇五年に中皮《ちゅうひ》腫《しゅ》外来を行ったことが、二〇〇八年の「がん哲学外来」を始めるきっかけになりました。

もし私が臨床医になっていたら、「がん哲学外来」を始めることは無理だったと思います。臨床医はがんを治すことを知っていますが、それだけでは、がんにまつわる哲学的な疑問に対し、患者さんと納得いく対話をするのは難しかったでしょう。

おそらく、私が来る日も来る日も顕微鏡でがん細胞を見続けてきた病理医だったからこそ、がんと哲学をつなぐ視点を持つことができたのだと思うのです。

病理医は、顕微鏡でがん細胞を見て診断をするとともに、病理解剖で亡くなった患者さんの全身を調べて死因を特定します。顕微鏡で見るのは木の皮を見ること、全身を解剖して調べることは森を見ることに相当するでしょう。

つまり、病理医には、客観的に森を見て、かつ、木の皮まで見る精神が必要になります。がん細胞の風貌を見て、心まで読むのが病理医だからです。

そのうち、いつの間にか、がん患者さんの顔を見て、その人に悩みがあるということが分かるようになっていました。

私は若いときには、顕微鏡をのぞくことと病理解剖しかやっていなくて、人と接したことはありません。そのことが、人の心について語り合う「がん哲学外来」を始める素地をつくったのですから、人生とは本当に不思議なものだと思います。

人と接することを苦手にしていると林さんが言ったとき、きっとこの人も、かつての私のように、自然な成り行きの中で、大切な人と出会ったり、やりがいのある仕事を見つけたりする、そんな不思議を経験することだってあり得ると思っていました。

＊

林さんがやがて、細い目を悲しげにしかめて、先生のほうを見た。

「ええ。自分でも分かってるんです。人の悪口なんか言わないほうがいいのは。最近はときどき、自分で嫌になるときがあって、やめよう、悪口なんかじゃなくて、他の人の良いところをホメようと思ったんですけど」

「へえ、ホメようと思ったの。それはいいね」

彼はまた照《て》れたように俯《うつむ》く。

「そのほうが気分いいと思って。誰かのことを考えていて、『あいつは嫌な奴だ』と思うと腹が立つだけじゃなくて、そのうち悲しくなってくるんで。

それよりは、『あの人はスゴイ。大したもんだ』って思うと、人のことをホメている自分も多少はマシな人間に思えてくるんじゃないかって」

先生はのんびりと言った。

「そうかもしれない」

林さんは顔を上げかけたが、また、下を向いてしまう。

「でも、やっぱり、実際にはできませんでした」

「どうして?」

先生の顔はにこやかだった。その顔に励まされるように、林さんは小さな声で答える。

『あの人はスゴイ』と思った次には、『でもオレはダメだ』と思っちゃうから。結局、人のことをホメるには、その人のことを知らないといけないんですね。でも、わたしは、他の人のことなんか普段からロクに見ていないんです。だから、本気でホメられない。それで、自分のことばっかり考えちゃう。そう気づいたんです、がんになって。

がんのことばっかり考えていると苦しくて。それで、他の人のことを考えようとしたら、何も考えられませんでした。

ああ、オレは他人のことなんか見ていなかったんだ。これじゃ、友達もできないし、結婚して家族を持つことなんてできるわけないなと、やっと気づいたんです。

そのうち、他の人の悪口さえ言う気がなくなって。治療している間、会社は休ませてもらっていたんですが、そうなると、病院にいるとき以外は自分の部屋でずっと一人でいるだけになって。

チビの中年男、パッとしない職業、友達もいない。心の中で、みんなの悪口ばかり言ってきた情けない奴。このまま死んでも、誰も覚えていないと思います。

ただ、このまま死んじゃうと思うと、わたしは何のために生きていたのか。とても、寂しくなって……」

　林さんは、家族もおらず、独身生活を長年続けていたけれど、会社勤めや日々の生活の忙しさに紛れて、孤独を強く自覚していなかった。ところが、がんになって、死を意識したとき、自分の不安や恐怖を聞いてくれる相手がいないことで、突然、自分の孤独を切実に感じたのでしょう。

　この人の心の中に真っ暗な闇があった。そんな人にかけられる言葉は何なのか、私は探していました。少しでも心を明るくする言葉、できれば相手を笑わせたかったのですが、そんな言葉は見つかりません。

何も言わず、ただ、話を聞き続けるしかなかった。寄り添っている人間が少なくとも一人はいると、感じてもらえたらと思うだけでした。

しばらく、林さんの話を黙って聞いていた先生が、ようやく口を開く。

「あなた、何か趣味は？」

虚《きょ》を突かれた顔で黙り込んだ林さんだったが、しどろもどろになって答えようとする。

「え？　そんな、趣味なんて言えるようなものはないですけど……」

質問の意味が分からずに戸惑っているのか、それとも、何かを言おうとして躊躇《ちゅうちょ》しているのか判然としない様子だった。

「休みの日とか、ちょっと楽しみにしていることとか、そういうのはない？」

先生が促すと、彼はようやく小声で言った。

「銭湯《せんとう》……」

先生がにこやかに言った。

「そう、銭湯に行くんだ。そりゃいいね」

これで安心したように、彼は続けた。

「アパートにユニットバスはあるんですけど、なんか銭湯が好きで、土日になるとしょっちゅう行ってるんです」

先生は世間話でもするような軽い調子で言う。

「僕も銭湯、好きだよ。それにしても、自宅に風呂があるのに毎週わざわざ行くなんて、近所によっぽどいい銭湯があるのかな」

「近所にもいい銭湯がいくつかありますけど、ちょっと遠出して、知らない街の銭湯を探すのも好きで」

この後、都内の銭湯巡りをするのが唯一の休日の楽しみだという面談者の趣味が語られた。古い銭湯の写真を撮ったり、特徴、歴史を調べて専用のノートをつくったりしていて、ちょっとした銭湯マニアだった。

「実は、銭湯をテーマにブログをつくろうとしたこともあるんです」

「それ、いいじゃない。ぜひ見たいな」

「いえ、ブログは結局つくりませんでした。そんな大したことじゃないから、恥ずかしいし。それに、最近は銭湯に行ってないし」

「そうか。でも、また行ったらいいかもよ。やりたいことは、何だってやっていいんだから。良いことがあるかもしれない」

彼は首を傾げた。しばらく、そうしていたが、やがてこう言った。

「考えてみます」

面談はこのひと言で終わった。

*

後日、林さんから連絡があった。彼は銭湯巡りの写真を自分のフェイスブックにアップしたところ、意外なほどの反響があったらしい。

そして、現在、彼のフェイスブックをのぞくと、明るく笑う小柄な女性と一緒に恥ずかしそうに笑って並ぶ林さんの写真がある。

このときの対話でカギとなったのは、林さんが「悪口をやめて人をホメようとした」と語ったことです。

私は、人間関係では「正論より配慮のほうが大切だ」と思っています。

人間には誰しも欠点があり、間違ったことを言ったりやったりすることは誰にもあります。付き合いの長い相手については、その人の欠点も自然と分かってきます。

ですが、面と向かって指摘したり非難したりすることが本当に必要かどうか。たとえ、それが事実であったとしても、人の欠点や間違いを公言するのはその人の心を傷つけるわけですから、いかにも配慮に欠けると思うんです。

欠点や間違いはお互い様ですから気にしないようにして、それよりは、人の優れているところや成功したことをホメるほうがずっといい。ホメられたほうが相手の気持ちが明るくなるし、元気で前向きな精神状態になりやすいですから相手のためになります。

つまり、人をホメるほうが、けなすより、ずっと相手への気遣いになるんです。

でも、これが意外と難しい。

「誰かを三分間ホメてください」とリクエストすると、この難しさが分かります。たいていの人は、初めの二分くらいはホメますが、どうしても「しかし」と言って相手の欠点を付け加えるんです。欠点を指摘しないと、「客観的でない」とか「人を見る目がない」とか言われそうで、つい、そうしてしまうんです。

要するに、自分に対する評価が下がるのを恐れて、誰かを傷つける言葉を口にするんですね。

その不安に耐えて、たとえ正論でも相手を傷つける言葉を出さず、相手をホメることができるとしたら、その態度のほうがずっと人として高尚です。

林さんは、がんになったことがきっかけで、そのことに気づいたのだと思います。そこから、彼の人生は今までと違った方向へと進み出しました。

人と人が出会えば
対立することもある

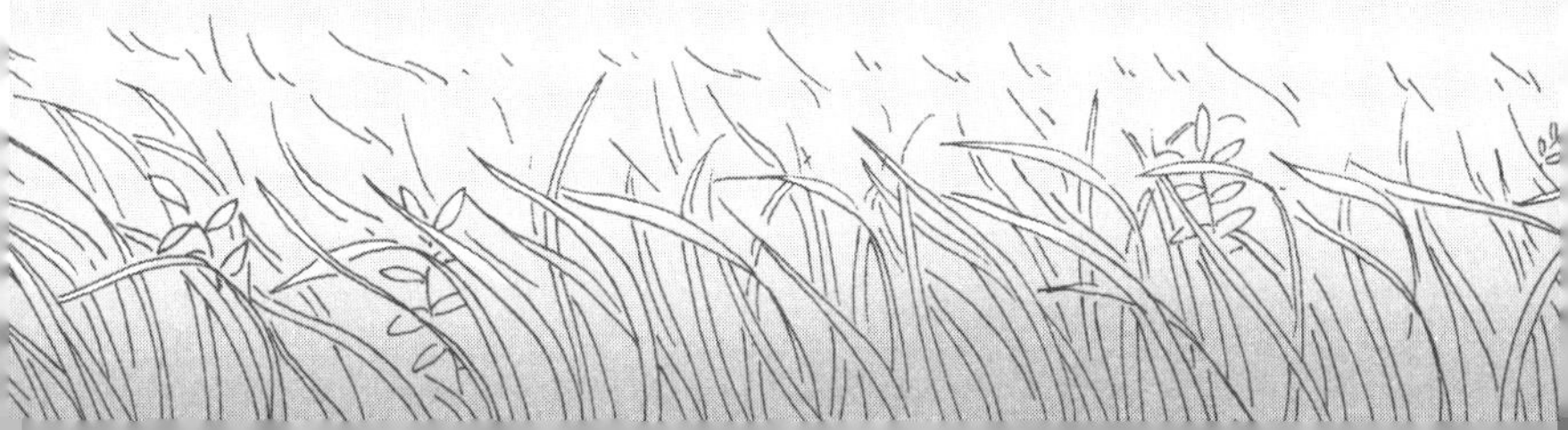

この日の面談者は最初から上機嫌《じょうきげん》だった。男性は初対面の樋野先生に如才《じょさい》のない笑顔で「今日はよろしくお願いします」と挨拶すると、続けて「私、柳原創輔と申します。飲食業向けの機器を扱う小さな会社を経営しています」と自己紹介した。

どうやら社交的な性格のようで、先生との話が面白いように転がり、お天気の話に始まって政治経済から社会事件、芸能人のゴシップ、野球やサッカーなどのスポーツのことなど、次から次へと話題が広がっていく。

「いやあ、先生とは今日初めてお会いしたとは思えませんね。実に楽しい」

面談者はご機嫌で、そう言った。

「僕も楽しいよ」と、樋野先生もいつもの笑顔で応じる。その顔を見て、柳原さんはさらに上機嫌になる。

「何よりも、先生の余裕のある雰囲気がいい。ゆっくりとくつろいで話せます。昔からの友人のようです」

彼はここで急に思い出したという顔で「ああ、そうだった」と言うと話題を変え、自分の病気について話し始める。

「私、大腸がんだったんですけどね、幸運なことにステージＩで見つかったんですよ。全く偶然でした。ちょっとした腹痛があって、念のため内視鏡検査をすることになったんです。ええ、そのときに見つかったんです、ポリープが。大腸がんだと分かったんですけれど、内視鏡手術でその場ですぐ切除してもらいました」

こんな具合に、何の屈託《くったく》もなく自分のがんについて説明し、

「その先生が腕の良い方で」

と付け加えるところを見ると、柳原さんは自分の主治医を全面的に信頼していることがうかがわれた。さらに、

「本当にびっくりするほど早期発見で……」

と明るい声で言ったかと思うと、すぐ、

「担当の先生が本当に優秀な方で、私はラッキーでした。ホント、偶然だったんですよ。本来ならやらない検査だったのに、その先生が念のためとおっしゃってね、それでちっちゃな腫瘍《しゅよう》が見つかったんですから、主治医も驚いたくらいで。ホント、助かりましたよ」と続く。

「それは良かった」と応じる先生の顔も、いつにもまして穏やかに見えた。

「主治医の先生がおっしゃるのには、あんな形で見つかるのは珍《めずら》しいようなんです。

いやあ、幸運でしたよ」

「本当にね」

先生が相槌《あいづち》を打つ。

淀みなく続いていた話が、少しだけ途切れた。その間を嫌うように、口を開いた柳原さんは、ちょっとためらうように小声で付け加えた。

「まあ、本当は早期発見より、がんにならないほうが幸運なのかもしれませんが」

「まあ、がんは二人に一人だから」

先生はその言葉に応じるように、何気ない様子で言った。が、ここで面談者の如才《じょさい》ない受け答えが止まったのである。見ると、表情もおかしい。あの上機嫌がすっかり消え、顔をしかめて視線を先生からわざと外している。

不自然なくらいの突然の沈黙。三分以上の間を置いて、柳原さんは言った。

「じゃあ、二分の一の確率でがんになった私は、運が良くないと、先生は言いたいんですか」

「がん哲学外来」では、単なる会話ではなく対話を行っています。ただ互いに話を交わすだけなら会話ですが、対話では態度や表情などの風貌《ふうぼう》から相手の真意を汲《く》み取ろうとする点に違いがあります。

今回の対話で注意しなくてはならなかったのは、最初、好意的だった面談者が途中から私を敵視し始めたことです。この人の風貌は、途中から明らかに変わりました。

ポイントは、「がんは二人に一人」だと私が言ったことでした。

この後、急に態度は変わったのですが、私が注目していたのは、不機嫌そうな口ぶりとは裏腹に、怒っている顔のほうが生き生きとしていたことです。

つまり、ここから先に彼が口にする言葉こそ、今回、彼が「がん哲学外来」を訪れた目的につながるものであると思いました。

先生は柳原さんの顔をじっと見つめる。上機嫌だった彼がなぜ不機嫌になったのか、その理由を測りかね、外貌を改めて見直しているという視線かもしれない。ともあれ、

両者の間の言葉がしばらく止まっている。

と、面談者の声が響いた。

「ハハハハハ。いや失礼。どうも最近カッとしやすくて」

破顔して照れくさそうに頭を掻《か》いている。面談者の様子は再び上機嫌に戻っているが、その変化もまた突然のものだった。先生は、彼の表情を穏やかな目で見ていた。

「以前は他人に腹を立てるなんて、まずなかったんですがね。がんが見つかってからは、どうしたものか、ときどきこうなってしまうんですよ。

がんというのは、精神状態にも影響を与えるものなのかもしれないと思ったんです。

今日、先生のところに伺ったのは、このことが聞きたくて。

治療に直接関係のないことですし、主治医にはちょっと聞きにくかったんですよ。

ねえ、どうなんでしょう？」

先生はいつものように、のんびりとした声を出した。

「がんになると、精神は不安になるほうが普通で……」

「いえ、私に不安というのはないんですよ」

柳原さんが、先生の言葉を遮《さえぎ》った。

「がんのほうは主治医の先生に任せていれば大丈夫、治るに決まっていますから。

ええ、それは確信しています。

いつもそうなんですよ。私、人一倍、運が良い人間でしてね。不思議なくらい、いつも幸運に恵まれてきたんです。本当、他の人たちに申し訳ないくらいで。

よく分かっています。誰もが皆、幸運なわけじゃない、不運に見舞われて苦しんでいる人だっている。自分だけ特別ラッキーだなんて、人前で言うべきじゃないですよ。ただね、事実は事実です。私の人生は幸運の星の下にあるとしか思えないんでね」

先ほどまでの和気あいあいとした空気はもう残っていない。面談者は明らかに先生に対してむきになっていた。その態度の豹変《ひょうへん》はあまりにも不可解なものだった。

彼は、自分が幸運であると強調する発言を、何度も繰り返しました。

おそらく、彼は自分の幸運を私に否定されたと思ったのでしょう。彼は自分の幸運にプライドがあった。それが、がんをきっかけにして、幸運に疑念が生じたため、それまでの人生観が揺らいでいたんですね。

面談者は、どうやら、自分のことを幸運の星の下に生まれてきた特別な人間だと思い込んでいるようです。それががんになって、自分の天賦の運を疑い始め、不安定な精神状態になった。そこで私と話をする気になったわけです。

　この人が私と対話することで新たな人生観に向かうことができれば、実りのある結末になります。そうなるよう、私は彼の風貌の変化に注意を払い、言葉を選び、この人に何とか寄り添うための配慮を、全力で心がけていたのです。

＊

しばらくの沈黙。柳原さんは気まずさから発言が止まったのかもしれない。が、先生はあえて間を取ったようにも見える。

と、先生のほうから口を切った。

「あなたが自分の人生を幸運だと感じているのは、きっとその通りなんだろうね。でも、がんになるかならないかは、幸運の問題というより、ただの確率の問題だと思うんだ」

それを聞いて、柳原さんは先ほどと同じように、むきになって言う。

「やっぱり、私は不運だと思ってるんですね。がんになる者とならない者が同じ確率で決まるのなら、がんになった者は不運だと」

先生は穏やかな目で柳原さんを見ている。

「どちらが幸運でどちらが不運かなんて、誰にも分からないよ。人間、どう生きるのかはその人の自由だけれど、どんな生き方が幸運を招くのか、それとも不運に陥るのか、それは誰にも分からない」

先生は言葉を切る。柳原さんは何も言わない。先ほどの和気あいあいとした空気とは打って変わって、ぎこちない雰囲気になっている。

と、先生が静かな声で言った。

「ただ、はっきりしているのは、全員がいつかは必ず死ぬことだよ」

柳原さんは憮然《ぶぜん》とした顔で聞いている。先生はその顔に何かを見て取ったように少しうなずき、こう続けた。

「ただ、いつか死ぬのは確実だけれど、いつ死ぬかはやっぱり誰にも分からないことで、単に確率の問題でしかない。

大事なのは、その人が幸運だったか不運だったかより、少しでも人格的に向上してから死ぬことなんだと、僕は思うんだ」

柳原さんはじっと考え込んでいるように見えたが、やがてこう言った。

「人格の向上、というお話は興味深いですが、私には、やはり、あなたの人生観は認めることができませんね。

この世には運の良い者と悪い者がいるのは事実だ。少なくとも私はそう思っている。

そして、私は運の良い人間なんだと確信しています。

人格のことも重要かもしれませんが、運の問題こそ、私には重要だと信じますよ」

今、彼の顔はむきになっているというより、真剣なものに変わっている。先生は、そのことを確かめたのか、にこやかに笑った。

すると、柳原さんもまた笑ったのである。

「あなたの人生観は受け入れられない。

でも、なぜだろう、あなたという人がいて、私とは相容れない哲学を語ることは、必ずしも不愉快じゃないですね。

あなたという人がいないより、いたほうがいいと感じます。そうした意味では、この出会いも私としては幸運だった、そんな気がしています。いいでしょう。いずれまたお会いしましょう。がんになっても、私は完治します。簡単には死にませんよ。長寿を保ってみせます。何年か経ったら、必ず会って、また話をしましょう。そのときこそ、私が真に幸運な人間だと、あなたに認めてもらいますよ。

ああ、今からその日が楽しみだ」

そう言って、柳原さんは快活に立ち上がり、笑って去って行った。

人と人とが出会えば対立することもあります。でも、同時に人と人とがかかわりを続けていれば、いつか互いに情がわくんです。

情がわくというのは、そこにその人がいるだけでいいという心持ちのことです。それはたとえ敵であっても同じで、長い間かかわりが続くと、滅ぼすに忍びない、そこにいるだけでいいと感じることがあります。

この対話が終わったとき、この人は多分、私を相容れない人間だと思ったでし

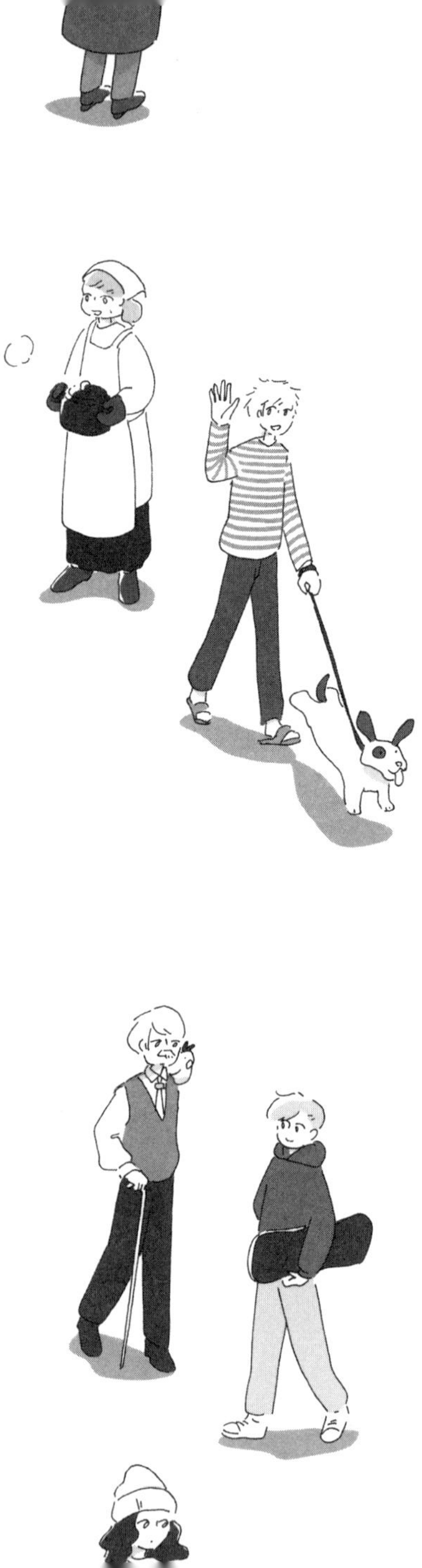

ょう。でも、対話の最後には、この対話が始まる前よりも、もっと生き生きとした風貌になっていました。そして、おそらく、私と長くかかわりを持ちたいと思ってくれたようです。

それだけでも、会って対話をした甲斐がありました。

今回の「がん哲学外来」は、お互いの人格向上に役立つ、実のあるものだったと考えています。

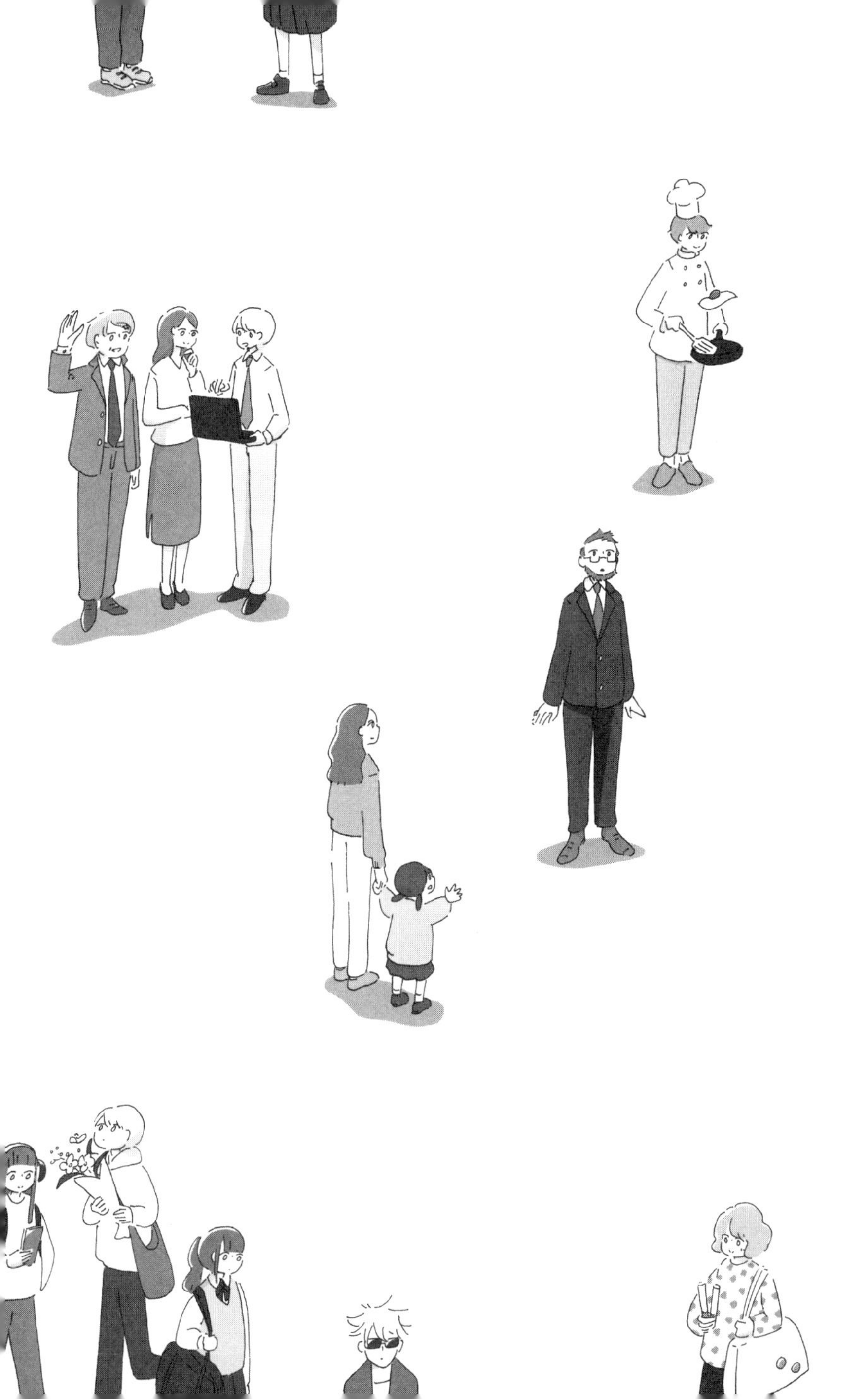

がんになったことを妻に言わない理由

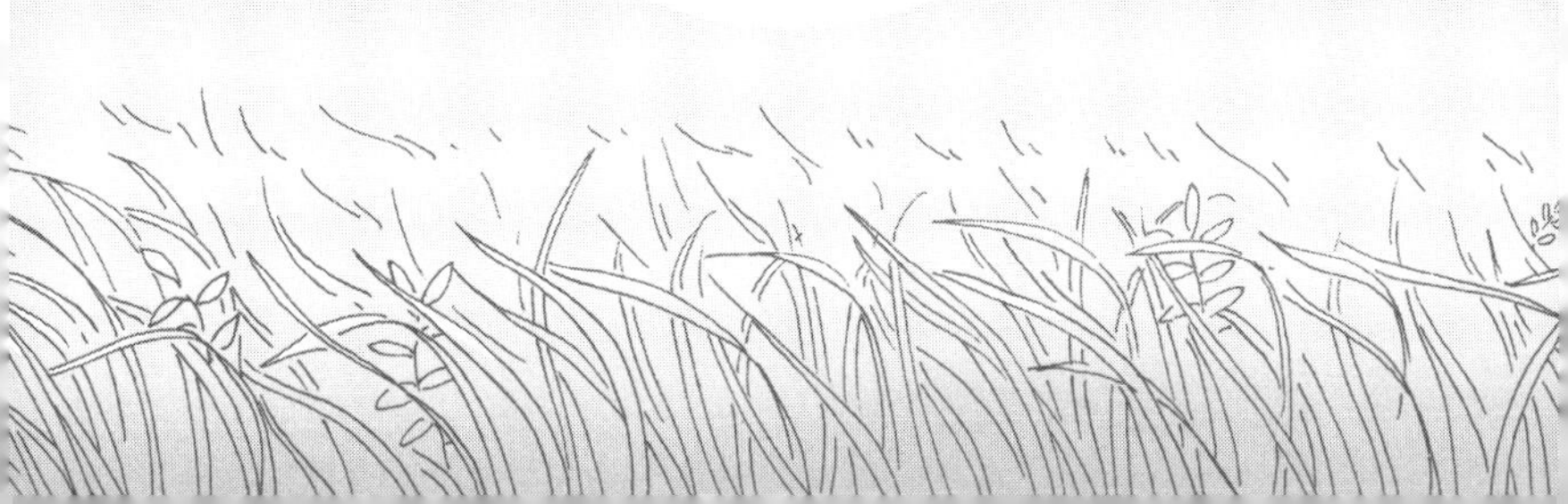

「離婚すべきかどうか、分からないんです」

今回の面談者である女性がいきなり言った。ここは「がん哲学外来」、離婚の相談はおよそお門違《かどちが》いである。先生もとっさの反応に困っているのか、無言のまま穏やかな視線で面談者を見ている。

女性の名前は後藤桜子さん、年齢は四十三歳、事務用品メーカーの経理部に勤務している。髪はベリーショート、控えめの化粧にグレーのスーツ姿、顔も体型も細身で引き締まっている感じ、ジムかヨガスタジオにでも通っていそうな外見だ。

先生の無言に、彼女もようやく自分の発言の唐突《とうとつ》さに気づいたようだった。

「あ、ごめんなさい。がんは関係あるんです。私じゃなく夫のがんなんですけど」

彼女の夫は四十七歳、中堅の建築会社に勤務していて設計部門の課長補佐、大腸がんのステージⅡAだと診断されたのは二週間前らしい。

「でも、夫は自分ががんなのを私に隠しているんです」

先生はゆっくりとした口調で言った。

「本人が隠しているのに、よくがんだと分かったね」

「だって、なんだか様子がおかしかったんです。朝、会社に出かけたはずなのに、昼過ぎに自宅近くの公園にいたんですよ。偶然通りかかったご近所の方が教えてくれたんですけれど」

最初は浮気かなにかだと思って、彼女は夫の部屋を調べたらしい。すると、病院の検査に関する書類が出てきた。

「なるほど。それで大腸がんだと分かったんだね」

「はい。会社はがんの治療のために休みを取っていたんです。なのに、そのことを私に隠してたんです。

なぜ、そんなことをするのか、分からなくて」

先生はちょっと考えるように間を置いて、こう言った。

「心配させたくないのかもね」

後藤さんは少し首を傾げる。

「そうでしょうか。普段は逆なんですけど。病気でも怪我でも、大げさに騒ぎ立てる人なんですけれど、がんに限って隠すなんてあるんでしょうか」

先生は軽くうなずいた。

「いつもとは違う様子になることがないとは言えないね。がんは他の病気よりもショックが大きい。精神的に動揺する人も珍しくないよ。自分が死ぬかもしれないと思って不安になったり、家族を心配させまいとしたり」

「家族と言っても、私しかいないんですけど」

後藤さん夫婦には子供がいないらしい。結婚して以来ずっと、賃貸マンションで二人での暮らしを続けているという。

先生はそれを聞いて、こう結論付ける。

「じゃあ、がんのことを言わないのは、あなたを気遣ってのことだね。心配させたくなくて、がんを隠しているんじゃないかな」

「あの人が、私を気遣う？」

彼女は苦笑いを浮かべて、首を横に振った。

「あり得ないです。私のことなんか考えるとは思えません。結婚して二十年近く経ちますけど、同じ家で寝起きしているというだけで、もう他人と同じなんです。あの人も私も仕事が忙しいですし、子供もいませんし、最近じゃ食事を一緒にすることも稀《まれ》なんです。十年くらい前から寝室も別々で、ここ何年も、ろくに口さえきいていないのに、今さら、私のことを気遣うなんてないと思うんですよ」

先生は、後藤さん夫婦の内情を聞かされても、気楽そうな顔のままでいる。

「そう言えば、さっき、離婚のことで困っているって聞いたけれど、離婚を考えたのは夫婦仲が冷え切っているからってことかな」

「ええ、そうです」

*

ようやく本題にたどり着いたからか、先ほどから少し険しかった後藤さんの眉根《まゆね》が緩み、ホッとしたような安堵《あんど》の気配が漂う。

と、先生が確かめるように言った。

「でも、迷ってるんだよね」

「不本意ですけど……、そうなんです」

「迷っているのは、がんになったご主人がかわいそうだから？」

「それもあるかもしれませんけど……」

「他にも何かありそうだね」

彼女は黙った。

「言いたくなければ別にいいんだよ」

「大丈夫です。いえ、むしろ聞いてほしくてここに来たんです。ただ、どう言えばいいのか。ちょっと自分でもよく分からないところもあって……」

先生はしばらく考えるように間を置いてから言った。

「よく分からない、というのは、ご主人の行動のことについてかな?」

ええ、とうなずいて、彼女はこう答えた。

「実は、私の部屋にあの人が入ったかもしれなくて」

「それはどういうこと?」

「別にそんな約束をしたわけじゃないんですが、暗黙の了解というか、お互いの部屋には入らないことにしているんです。

二人とも自分の部屋で寝起きするだけでなく、会社の仕事を持ち帰って作業をすることもあります。たとえ夫婦でも他の会社の書類を勝手に見るのは気が引けますし、それでなんとなくそうなりました。

自分の部屋のことは自分で管理するのがルールみたいになっていて、あの人の部屋の掃除はあの人が自分でやっていますし、私もそうです。

それで、あの人が私の部屋に入るなんて、これまではなかったんです。

なのに、ある日、私が自室に戻ったとき、デスクの上の物の配置が微妙に変わっていたんで、ちょっと驚いてしまって」

「それは、プライバシーを侵害されて、気持ち悪いってことかな？」

「いえ、そうじゃなく、あの日、デスクの上に出しっぱなしになっていた書類を見られたかもしれないのが気になって」

「見られてマズい書類というのは、会社の機密とか？」

「いえ、違うんです。何というか、もっとプライベートなもので……」

「あ、ごめんね。立ち入ったことだった」

「いえ、別に先生に隠すつもりはないんですよ。

その、夫に見られた書類というのは、離婚届なんです。役所に提出する用紙に、私の記入部分だけ書き込んである未完成のものが、デスクの上に置きっぱなしだったんです」

「それじゃ、ご主人はあなたが離婚をしたがっていると知ったわけか」

「そうだと思います。

　でも、私が離婚を望んでいると知ったことが、あの人が自分のがんを隠していることと関係あるんでしょうか。それが気になって、このまま離婚していいものかどうか、迷ってしまったんです。

　先生、私は離婚したほうがいいんでしょうか」

「もし、がんになったことをご主人があなたに言わなかった理由が、書きかけの離婚届にあるとしたら、あなたは離婚をやめるの？」

「それは……」

　彼女は先生の問いに戸惑っているようだった。

「離婚してくれと言われるのはショックだ。これからがん治療を行う人がそんな精神的な重荷をさらに負うのは酷な話だ。それを理由に、本当は離婚したいのにそのことを切り出せなくなる奥さんは、きっと世の中にはいるだろうね。

　ご主人のがんを知った場合、あなたは離婚をしようとするかどうか。ご主人がどちらだと思ったかによって、がんをあなたに隠した理由は違ってくると思うんだ。

　例えば、ご主人は、あなたが離婚したいのに、がんを理由に断念させるのはかわいそうだと思ったのかもしれない」

*

後藤さんはしばらく何も言わない。先生の推測について考えている様子だった。やがて、軽く頭を左右に振ると、こう答えた。

「残念ながら、私、夫のがんを理由に離婚を断念するなんて、そんなにお人好しじゃありませんよ。かわいそうだとは思うけれど、それと夫婦を続けるかどうかは別問題ですもの。あの人だって、その辺は分かっていると思います」

うん。先生はまたうなずいて、さらに推測を進める。

「じゃあ、がんを隠した理由は何だろう？」

ここで、彼女は別のことを話した。

「実は、もう一つ気になっていることがあるんです」

「さっきも言いましたけれど、私、夫の部屋を調べたんですが、そのときにがんという診断結果の書類と一緒になって、夫が掛けている生命保険の証書が出てきたんです。私が知らない保険でした」

保険という経済的な要素が絡んできても、先生の態度は別に変わらず、いつもののんびりとした調子でこう言った。

「がん保険もセットになっているものだったんじゃないかな。治療費の保障がどのくらいか確かめたのかも」

「最初は、私もそう思ったんです。でも、証書の内容を見て戸惑いました。だって、死亡時の保険金の受取人の欄には私の名前だけじゃなく、わざわざ『配偶者』という字も書いてあったんです」

うん？　先生には後藤さんの言おうとしていることがよく分からない様子だった。彼女はもどかしそうに説明する。

「もしかして、がんのことを私に黙っていたのは、このまま離婚を成立させて、私が配偶者でなくなれば、万が一、自分が死んだとき死亡保険金が私に行かないと考えたからかもと、証書を見たときに思ったんですよ」

ああ、なるほど。先生はようやく腑《ふ》に落ちたような顔をする。

「つまり、ご主人はあなたにお金をあげるのが嫌なわけか」

「ええ。そうじゃないかと思ったんです。夫婦仲も冷え切っているし、当然のことかなと。そっちのほうが、納得がいくと思ったんですけど……、それも違うのかもしれなくって」

「どういうこと？」

「実は、証書と一緒に、保険会社からのメモ書きがあったんです。

そのメモには、受取人を配偶者でなくなっても私にするよう、契約を変更するための手続きが書いてあって、どうも、主人はその通りに契約変更をするつもりらしいんです」

先生は首をひねった。

「なんだか分からなくなってきた。がんだと分かっても分からなくても、あなたは多分離婚する。離婚してもしなくても、彼の保険金はあなたが受け取る。

それじゃ、なぜ、彼は自分のがんをあなたに隠したかったんだろうか」

＊

先生の問いに、後藤さんはまた口をつぐんだ。考えをまとめているというように、視線を宙に浮かせ、口を閉じたままである。が、意を決したように、先生をじっと見た。

「なんであの人ががんを隠したのか、私にも分からなくなっちゃったんです。

でも、ひょっとしたら……と、先生とお話しするうち、思い当たったことが一つあるんです。私が彼のがんを知らなかった場合、一つだけ、違いがあることにさっき気づいて。でも、本当に、そうなのかどうか確信はないんですけど」

「何？　言ってみて」

「もし、がんのことを知った上で離婚して、万が一、彼ががんで死んでも、私は多分、死亡保険金を受け取らないと思うんです」

「すると、彼はあなたにお金を受け取らせるために、がんのことを隠したということかい？」

「それしかない。先生とお話ししているうちに、そんなふうに思えてきたんですけれど、私、間違っているでしょうか？」

先生はゆっくりとうなずいた。顔はいつにもまして和やかになっている。

「僕も、そうなんじゃないかと思うよ。だとすると、ご主人はあなたのことを本当に思っていることになるね」

後藤さんは先生の目を覗き込むようにして、念を押すように、こう言った。

「でしょうか」

先生はにこりと笑う。

「うん。きっとね」

「私、どうすればいいんでしょう？」

「それは、あなたの自由だよ。人は自分の人生を自由に決めていいんだから」

*

後日、後藤さんが報告のために先生を再訪した。

結局、二人は離婚したが、そのまま一緒に暮らしている。生命保険は解約した。彼女は旧姓に戻ったが、同じ家に暮らしていて、彼の治療の支援をしている。

彼女は先生にこう言った。

「夫婦をやめて、もう一度、若い頃の二人に戻ったみたいで、毎日が楽しいんですよ」

後藤さん夫婦の生活はすれ違いばかりで、二人の仲は冷え切っていたのだと思います。それが、ご主人のがんが見つかったことで、変わり始めました。

良くも悪くも、がんになると、人は転機を迎えることが多いようです。それは、がんが死を意識させるからなのでしょう。

かつて、がんは治癒が非常に困難な病気でしたから、がんが発覚すると自分が死ぬと思わざるを得ないのが現実でした。現在、がんの研究は急速に進み、早期に発見できれば多くは治せる病気となっていますが、今でも、かつてのイメージが残っており、がんが見つかると死を意識するのだと思います。

死を意識すると、それまでとは違ったふうに人生が見えてきます。そのとき、身近な人間関係もまた、今までとは変わる可能性が生まれるわけです。

後藤さんの場合もそうでした。おそらく、ご主人ががんになり、それまで意識に上らなかったご自分の死の可能性が心に現れたとき、最も身近にいながら関係の冷え切っていた奥さんのことを、全く別の目で見るようになり、大切な人だと改めて気づいたのではないでしょうか。

それが、生命保険契約の見直しという形で表れたわけです。そして、その行動が、奥さんの意識に変化を与えました。つまり、ご主人がなぜ、そんなことをしたのか、考え始めたのです。

彼女が「がん哲学外来」を訪れたのは、自分とご主人の関係を、私という第三者を交えることで、きちんと考えたかったからなのでしょう。

そして、この場合は幸いにして、お互いの真意が伝わり、人間関係が良好なほうへと改善されたというわけです。

がんは人生の転機になります。それは、ときとして、人間関係を良くしてくれることもあるのです。

人には「死ぬ」という
最後の仕事が残っている

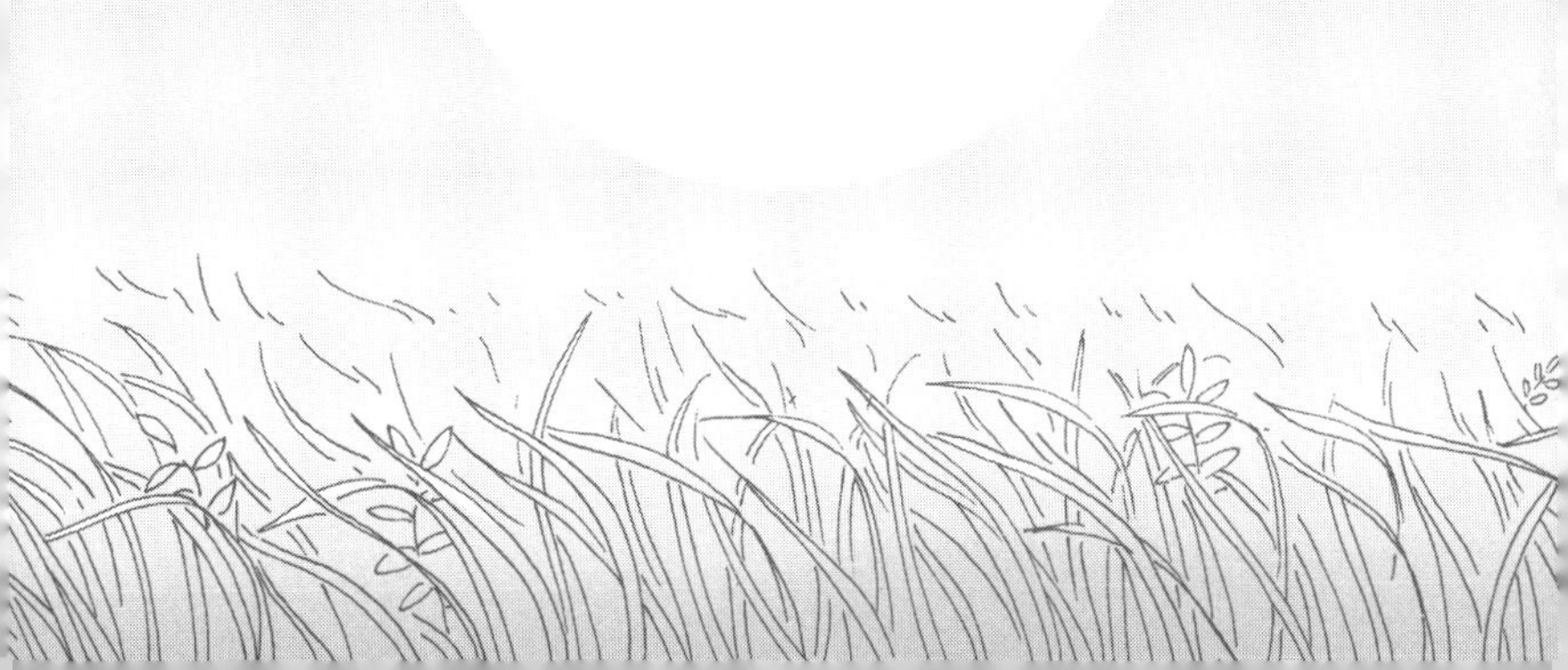

面談者の名は佐島亮造さん、年齢は八十歳で、樋野先生よりも年配のせいか、それとも普段からそういう習慣なのか、最初からくだけた口調でしゃべっていた。

「職業はね、元はデザイン事務所の経営者兼デザイナーだったんだが、現在は仕事を全部、若い奴らにやってもらってるから、ただの無職だ」

そう自己紹介すると、

「先月、スキルス性の胃がんだと診断されたんだがね……」

と続け、ちょっと言葉を切る。と、記憶をたどるような目になりながら、自分の気持ちをこう吐露《とろ》した。

「それを聞いて、『ああ、やっぱりね』という感じだったよ」

ここで口を閉じると、樋野先生のほうを見る。

先生の表情はのんきそうだ。佐島さんは安心したようにちょっとうなずくと、再び口を開き、自分の心情の背景をこう説明した。

「俺みたいな勝手な奴にがんができないわけがない。食事に気を遣ったことなんかないし、昔から仕事で徹夜ばっかりだったし、運動なんかロクにしてない、そのうえ、酒は飲むわ、夜遊びはするわで、生活は目茶苦茶だった。

これでがんになったって、まあ、当然の報《むく》いだわな」

落ち着いた様子の面談者と同様に、先生ものんびりとした態度で言った。

「それで、主治医からは、どんな治療の提案があったんですか？」

相手が年長者であることに敬意を表してか、この日の先生の口調は、いつもより幾分、丁寧《ていねい》になっている。

「手術するなら胃を半分取ることになるが、どうするか、と尋ねられたよ。どうやら、成功の見込みはあまり高くないらしい。かと言って、俺の年齢では抗がん剤治療なんかの他の治療も難しいということだった。

要するに、低い可能性に賭《か》けて手術するか、それとも治るのをあきらめて余計な苦痛を避けるか、どっちを選ぶんだ、ということらしいや」

先生は無言でうなずいた。

「どちらを選ぶかで、今、迷っていらっしゃると？」

「俺の肚《はら》については、最初からこう決まってるんだよ。

手術はしない、ってね。

これまで散々自由に生きてきて、今さら、自分のがん細胞にだけ自由を禁じるなんて、ムシが良すぎると思うんだ」

ふうむ。先生はその言葉を聞くと、何かを飲み込むようにひと息唸《うな》った。佐島さんは先生が飲み込んだものを察したように、こう言った。

「もちろん、死にたいわけじゃないし、別に治療の苦痛を怖がっているっていうのでもないのさ。

ただ、取っても治るのが難しいようながん細胞なら、好きにさせといてやってもいいんじゃないかってさ、そう思っているだけなんだ。

俺自身が好き勝手に生きたんだから、そのせいでできた俺のがん細胞だって、好きに生きさせてやるのがケジメだって、そういう気がするんだよ。

俺の考え方、おかしいかな？」

先生の表情が、柔らかくほころんだ。

「ご自分の人生ですし、私がとやかく言うことじゃありません」

ここで間を置いて、さらに先生はこう言った。

「ところで、今日、ここにいらっしゃったのは？」

すると、佐島さんは、先生の顔にじっと目を据えた。

「サバサバしたようなことを言っといて、どんな悩みがあるんだって？　ここはがんをネタに哲学しようって席らしいし、なんか高尚《こうしょう》な悩みがなきゃ、来ちゃダメなのかい」

少し棘《とげ》のある口調だった。が、先生はたじろぐ様子もなく、目を糸のように細めて、ゆっくりと言った。

「高尚なことなんて、別に要りませんよ」

フフフ。笑い声を漏らしながら、佐島さんが謝った。

「そりゃ助かる……って、高尚うんぬんは、もちろん冗談さ。悪かったよ」

先生も笑った。

ここでまた間を置き、男性の表情がちょっと真剣になった。

「実は、明日、別れた元のヨメと息子らと、俺は話をしなくちゃならないことになってるんだ。俺のがんをどうするのかについて、話し合いがしたいとさ。

ヨメとは別れて、もう三十数年になる。当時、子供らはどっちも中学生だったが、結局、二人の息子のことを全部、元のヨメにやってもらっちまった。

自分の身体に無茶させたのはまあ俺の勝手だとしても、家族に迷惑かけてまで好きなことをやっちゃったのは、いただけないよな。その挙げ句、あいつは子供たちを連れて出て行ったってわけさ。

幸い、息子らは成人して、今じゃ両方とも家族持ちだよ。オヤジとは違って、ちゃんと女房や子供とうまくやってるらしい。全く、元ヨメに感謝だ。

自分の好きなことをやったおかげで、ロクに儲かりゃしなかったが、一応、プロになって自分の事務所を持ったし、少しだが納得のいく仕事もしてきた。まあ、俺には文句のない人生だったが、あいつらには悪いことをしたと思っている。

それでな……」

ここで一度、彼は言葉を切った。先生のほうをじっと見る。

「明日、俺は元ヨメと息子らに、何て言えばいいんだろうか。

がんを放っておいてやりたいというのは俺の正直な気持ちなんだが、散々迷惑かけたあいつらの気持ちを無視することはできんし……。

それで、今日はちょっと意見をもらおうと思ったんだ。

なあ、言っちまっていいもんかな、『がんの好きにさせてやりたい』ってさ。

どう思う、先生?」

「いいと思いますよ」

この日、佐島さんは先生の答えを聞くと、安心した様子で帰って行った。

＊

一週間後、佐島さんが再訪した。

「やっぱり手術することにした」

彼がそう告げると、先生はにこやかに言った。

「そうですか」

佐島さんが少し不審そうな顔で言った。

「理由を聞かないのかい？」

「差し支えがないのなら、もちろん、聞きたいです」

佐島さんがなぜか照れたような顔になった。

「まあ、あれだけ手術しないと言っておいて、コロッと気が変わったんだから、我ながら呆《あき》れるけれどね」

先生が優しい目で彼を見ている。

「ご家族と会って、それだけのことがあった、ということなんでしょう？」

彼はうなずく。

「よく分かるね。

実はさ、一昨日、上の息子がこう言いやがったんだよ。

『手術はしてもらう。楽に死なせないぞ』ってね。

恨《うら》まれてるのかなと思ったが、あいつは続けてこうも言ったんだ。

『ちょっとでも生き残る可能性があるんなら、手術しろ。治療をすると苦しいのかもしれないけれど、生きてもらうぞ』ってね。

怒ったような顔だが、泣いている顔にも見えた。長男はもう四十代後半、立派な中年のはずだが、やけに若く見えたよ。

俺は奴に尋ねたんだ。

『おまえ、俺に生きていてほしいんだな』

あいつは俺を睨みつけたよ。

『当たり前だろ』

次男と元のヨメの顔も見た。二人とも何も言わなかったが、どうやら、長男の意見に同意しているらしかった。

だからさ、俺は手術を受けることに決めたんだよ」

末期のがんと言ってもいろんな程度がありますし、さまざまなケースがあります。例えば、スキルスの胃がんでも、手術して治る人がたくさんおられる。それはどこまで浸潤《しんじゅん》していたかとか、転移しているかどうかにもよるからです。

がんそのものには多様性があり、個性も全部、違うため、治療が有効かどうかも一概に決めつけることができないのです。

ですから、難しいがんの手術を受けるほうがいいのか、受けないほうがいいのかと問われても、答えが曖昧《あいまい》な場合があります。そんなとき、私は、「分かりません」と答えます。曖昧なことは曖昧に答えるのが科学的な態度だからです。

ただ、手術するのが良いか悪いか曖昧なグレーゾーンを、常に曖昧に答えるのが良いというわけではなく、確信をもって語るのが当然である場合もあります。

「手術を受けてくれ」

と、佐島さんの息子さんが言ったのがそれにあたります。息子さんがそう言ったのは、おそらく、お父さんへの愛からだったはずです。そんなとき、曖昧なことに関して断言するのは、決して、態度として間違ってはいないと思うのです。また、ご家族がお父さんのことを思って「手術してほしい」と伝えたからこそ、佐島さんも決断したのです。

曖昧なグレーゾーンについて確信を持って語らせるのは、愛しかありません。そのことを感じて下した「手術する」という決断に対し、佐島さんは少しも後悔などしていないと私は感じていました。

*

それから八か月後、先生に一通の手紙が届いた。差出人はあの面談者と同じ苗字、佐島さんの息子さんの一人からだった。

文面の最初に、手紙を出した経緯が書かれてあった。自分の父親が「がん哲学外来」のことを話していたと記され、次いで父親の手術は一応成功したものの半年後に再び悪化して入院、今から三週間前に亡くなったということが書かれていた。

手紙には最後に、面談者の臨終の様子と、彼の息子であるご自分の心情が、以下のようにつづられていた。


父は最期まで頑張ってくれました。

亡くなった日、父の両耳の耳たぶは紙のようにぺたんこになっていました。耳たぶの脂肪まで、生きるためのエネルギーとして使い切ったのだと思います。本当に、限界まで生きてくれました。

そんな父の姿を見て、私は残酷なことを頼んだのかもしれないと、内心で後悔をしていました。けれど、父は意識が亡くなる前日、こう言ってくれたのです。

「手術して良かった。最後の半年は本当に楽しかったよ。何の悔いもない」

私たち家族にとっても、本当に大切な半年でした。

父は、樋野先生のおかげで、迷いなく手術を選べたと申しておりました。父ともども私たちも本当に感謝しております。
ありがとうございました。

人生の目的は品性の完成です。ここで私の言う品性とは、キャラクター、性格という意味だと思ってください。

自分を良い性格にするか、悪い性格にするか、それは自分の意志で決まります。もともとの性格はあるけれども、それが良い性格に変わったのか、悪い性格になったのかは、人生の最後に決まります。

そう考えると、人間には、最後に「死ぬ」という大切な仕事が残っていると言えるのです。死ぬことが人生の総仕上げだと思うからです。

だから、自分が死ぬということが分かっていても、生きている間に精一杯、他の人のことを気遣うことで、自分を良い性格にしようとするのは、とても重要なことなのです。

また、人生はプレゼントだと私は思っています。

この世界に生まれて、人として生きるこの時間は、自分の力で手に入れたものではありません。その人生を自分の所有物のように思うのは間違いではないでしょうか。

つまり、人生は誰かに与えられたという意味で、プレゼントだと思うのです。せっかく、プレゼントとしてもらった人生なら、それを使って、誰かのために何かをやるのが良い。

つまり、プレゼントとしてもらった人生を、今度は別の誰かにプレゼントしてあげるわけです。そうして、この世を去って行く。

これが、死ぬという仕事なのです。

今の君はもう大丈夫

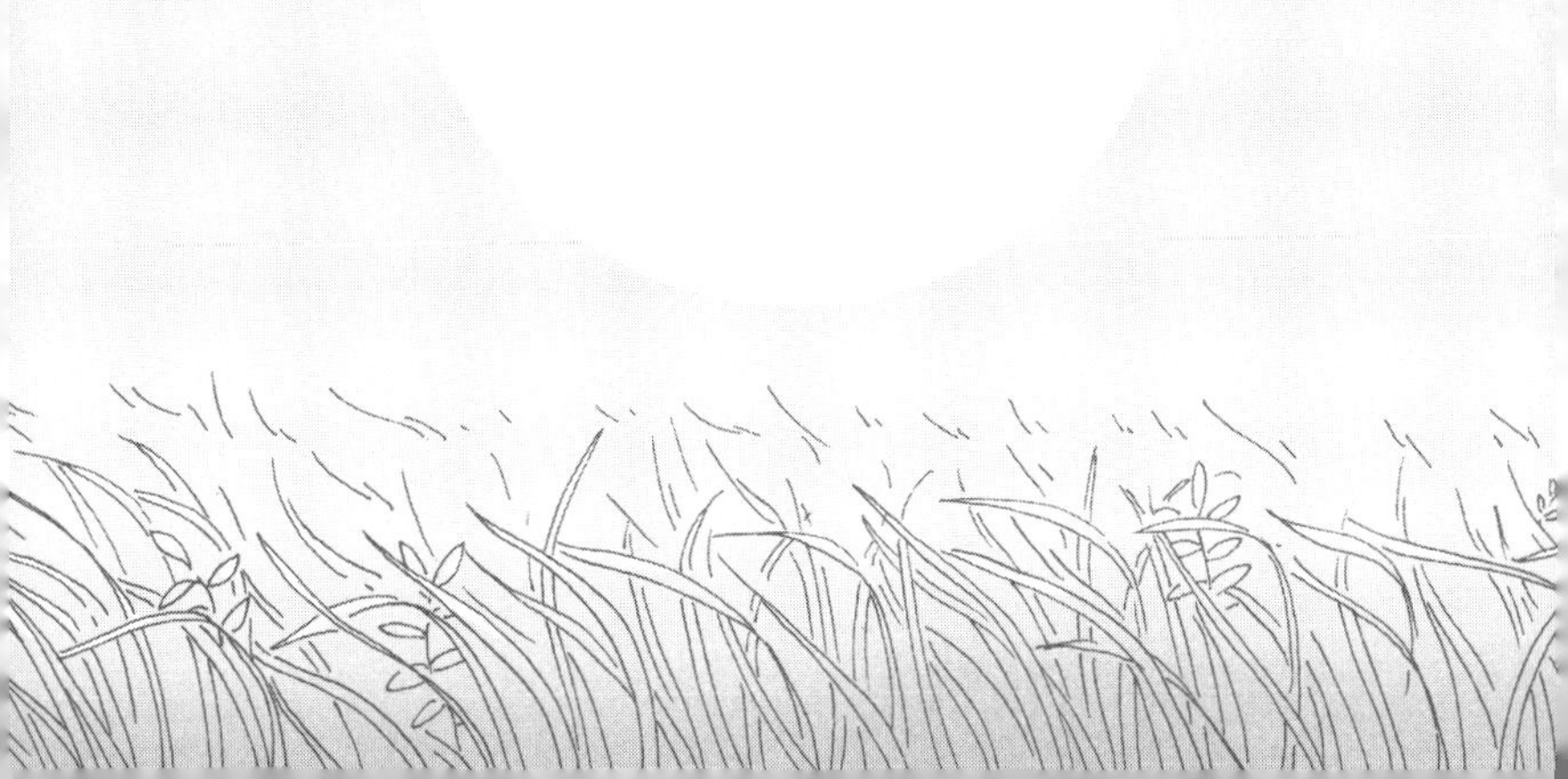

この日、「がん哲学外来」を訪れたのは見覚えのある若者だった。樋野先生は若者の容貌を、いつもののんびりした表情で眺めてから、ゆっくりと言った。

「久しぶりだね、遠山君」

一年以上前、まだ大学浪人生だった遠山俊彦君に早期の胃がんが見つかったが、治療を拒否して、がん哲学外来を訪れていた。当時の彼は、父親の期待に応えられないことですっかり自信を失い、生きる資格がないと思い込んでいた。が、先生との対話をきっかけにして内面の危機を乗り越えたという過去があった。

若者もあのときのことを思い出したか、先生の顔を見たときは懐かしそうな表情になったのだが、席に着くと思い詰めた顔に変わり、いきなりこう言った。

「葬儀のとき、亡くなった祖母を『役立たずだった』と罵《ののし》った父の言葉に、僕は全く傷ついていなかったんです。そのことが、とてもショックで……」

先生は微笑して言った。

「何があったのか、まず、それから話してもらったほうがいいね」

あっ。彼は小さく叫ぶ。

「そうでした。すみません。最近、ちょっと混乱していまして」

申し訳なさそうに頭を下げて、まず話し始めたのは、彼の、末期がんだった祖母の葬儀の様子だった。

*

「祖母ががんで亡くなったのは三か月前のことです……。

家の菩提寺《ぼだいじ》で執り行われた葬儀には大勢の弔問《ちょうもん》客が訪れましたし、祖母の遺影の周りには数多くの供花《きょうか》が並びました。しかし、それらのほとんどは祖母とは直接関係のない、父の会社の取引先などからのものだったんです。

祖母は九十歳を超える高齢で、弔問に来てくれる同じ年代の友人や知人は少なくなっていたようです。

それを見て、父は僕や母、親戚たちがいる控えの間で、こう言ったんです。

『年を取りすぎていたんだな。ばあさんの知り合いには、葬式に来る者がほとんどいない。もう、社会的に役目を終わっていたという証拠だ』

父方には三人の叔母がいるんですが、眉をひそめて父に抗議しました。

『葬儀の場でそんなこと言わなくてもいいじゃない』

『お母さんがかわいそうよ』

『自分の親になんてこと言うのよ』

でも、父は鼻で笑っていました。

『俺は社会の厳しい現実を言っているだけだ。でも、全くの役立たず、というのは訂正してもいい。結果としてこれだけ葬式が盛大に行われているんだ、俺の社会に対する影響力を証明してくれたとは言える。

生きていて役に立たない者も、死ねば、こんな具合に役に立つこともあるようだな』

あまりの言葉に驚き、叔母たちも他の親戚も、もう父に何も言えない様子でした。

でも、このとき、僕は別に何も感じていなかったんです。

父がいつものように、社会の厳しさ、という話をしたとき、僕はただ、なるほどと思っていただけで、特に悲しくも腹立たしくもありませんでした。

父は実の母親の死を悲しむこともなく、ただ自分の地位を固めるのに好都合なイベントの口実として利用しているだけなんだと知っても、僕の頭は妙に冷静だったんです……。

祖母の葬儀が終わっても、そのことが自分でも驚きで、今になってもなぜなのかよく分からなくて。

先生、僕は以前とは変わってしまったんでしょうか」

＊

しばらくして、先生は若者をのんきそうな顔で見ながら言った。

「そうだね、以前の君と比べると、変わったように見えるよ」

若者は目を見開き、驚きとも失望ともつかない、不安そうな顔で尋ねる。

「やっぱり、そうですか。で、どんなところが変わったでしょうか」

先生は笑った。

「元気になったね」

え？　彼は意表を突かれたような小声を出した。先生はなおも笑顔で言う。

「血色が良い。手術の後、経過はどう？」

「おかげさまで、体調は良いですし、検査の結果も良好だそうです」

手術を受けた後の、最も新しい検査結果について報告すると、先生はのんびりとうなずく。

「うん、いいね。身体だけじゃなく、心のほうも元気そうだ。

お父さんの意見に必ずしも賛成でなくても、静かに受け止められるだけの心の余裕があるということじゃないかな。

心配しなくても、君は良いほうに変わったんだと思うよ。

何か、きっかけでもあったかな？」

問われて、彼は首を斜め下に傾け、考え込むように眉を寄せた。

「きっかけは、多分、あのこと……だと思うんです。とても印象に残っていて。

でも、僕にはまだ、あの出来事が自分にとってどんな意味があるのか、分からなくて」

そう言って、記憶を呼び覚ますように上のほうに視線を向けてから話し出した。

＊

「あれは、祖母の亡くなった日のことでした……。
長い間、入院していた祖母の容体がいよいよ危なくなり、病室に親族が集まっていました。祖母は前日から眠り続けていて、もう意識がないようでした。ときどき、親戚たちが声を潜めて短い言葉で互いの近況を伝えている以外には、ほとんど音さえありませんでした。

急にガタッと音がして、父が病室の椅子から立ち上がったんです。眉をひそめて、母が尋ねました。

『あなた、どちらへ？』

すると、父は平然とこう言いました。

『タバコだ』

喫煙所は病院の建物の外にありました。

『お母さんがこんなときに、タバコなんて我慢できないの？』

叔母の一人が咎《とが》めるように言うと、あの場にいた親戚たちが皆、父のほうを見たんです。多分、全員が叔母と同じことを言いたかったのでしょう。でも、父は不満げでした。

『二時間も吸ってないんだ。別にいいだろう』

部屋の空気がちょっと険悪になりかかったとき、甲高《かんだか》い子供の声が響いたんです。

『ひいばあちゃんが笑ってるよ』

声の主は僕の従姉の娘でした。まだ小学校に上がる前の女の子なんですが、ベッドのほうを指さしてまた言ったんです。

『やっぱり笑ってる！』

皆がそちらを見ると、意識のないはずの祖母が確かに笑っていました。そのとき、なぜでしょうか、僕には祖母が父にこう言っているように思えたんです。

（いいよ。行っておいで）

皆も同じだったのかもしれません。黙って父が病室から出て行ったときには、もう咎めようとする人はいませんでした……。

それから三十分後、祖母は息を引き取りました。

あれからずっと、僕は祖母の最期の笑顔が頭から離れないんです。葬儀のときもそうでした。父の言葉を聞いていても平気だったのは、祖母の最期の笑顔があのときにも僕の頭の中にあったからだという気がして仕方がないんです」

彼は話をそう締めくくった。

＊

遠山君の話を聞き終わっても、先生は何も言わない。

これ以上はないというほどのんびりとくつろいだ様子で、例のサンタクロースじみた灰色の長い眉毛を八の字に垂れ下がらせ、口元をいつにもまして和やかに緩めて、何とも言えない快心の笑みを浮かべている。

そうして、先生は目の前にいる幸せそうな若者を、いつまでも見守り続けるのだった。

誰にとってもがんを患うことは、
心身両面でショッキングな出来事です。
でも、
必ずしも悪いことばかりではありません。

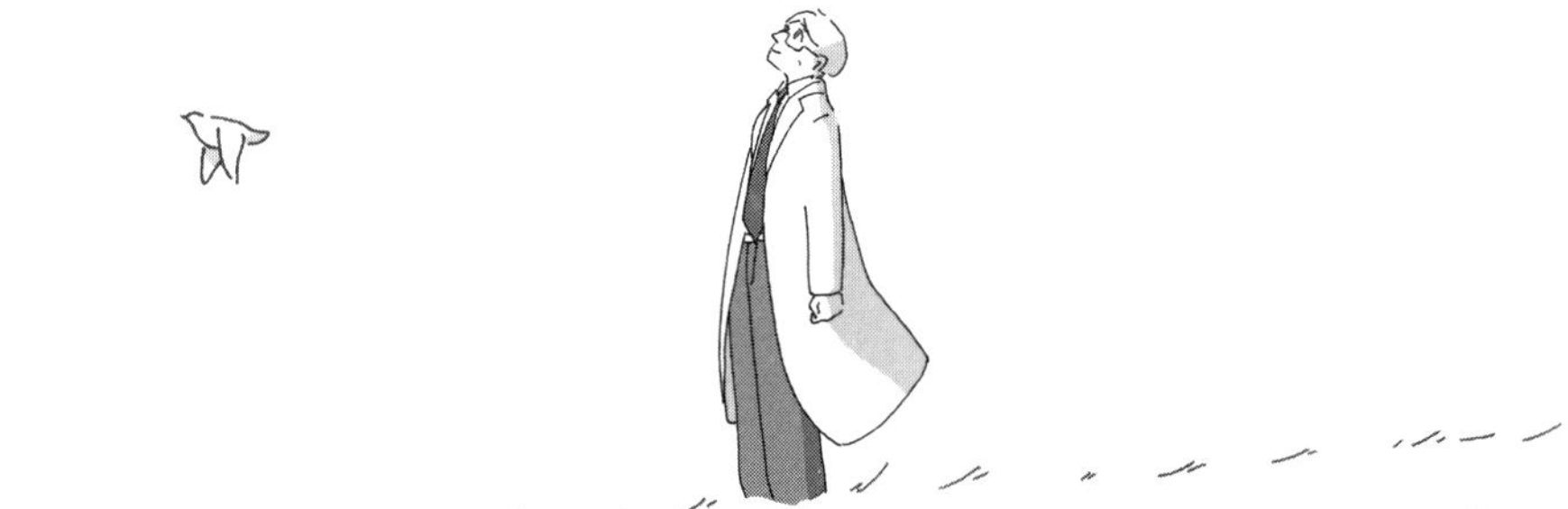

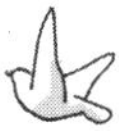
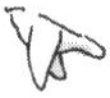

この本に出てくる人たちのように、
がんになったことを契機に、
本当の生き方が見つかるかもしれません。
それは人生で最も大切な、
自分自身の役割を見つけ出すということです。

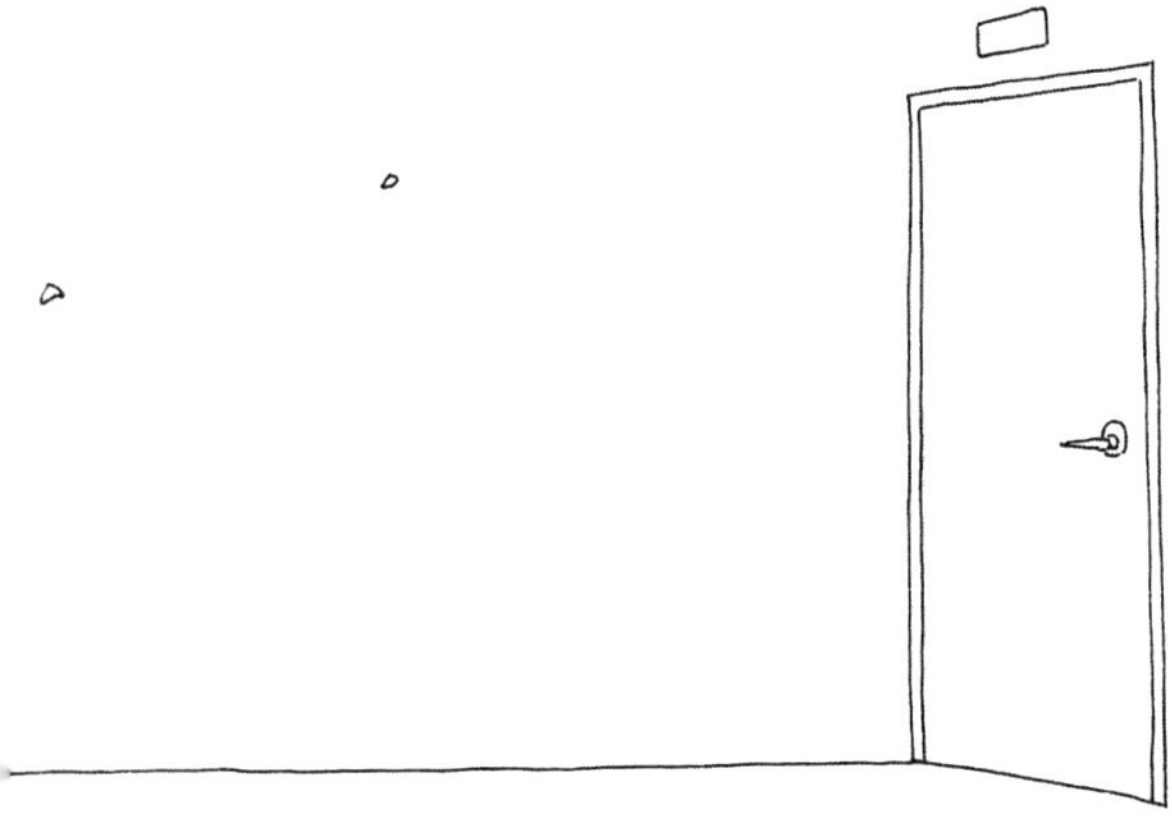

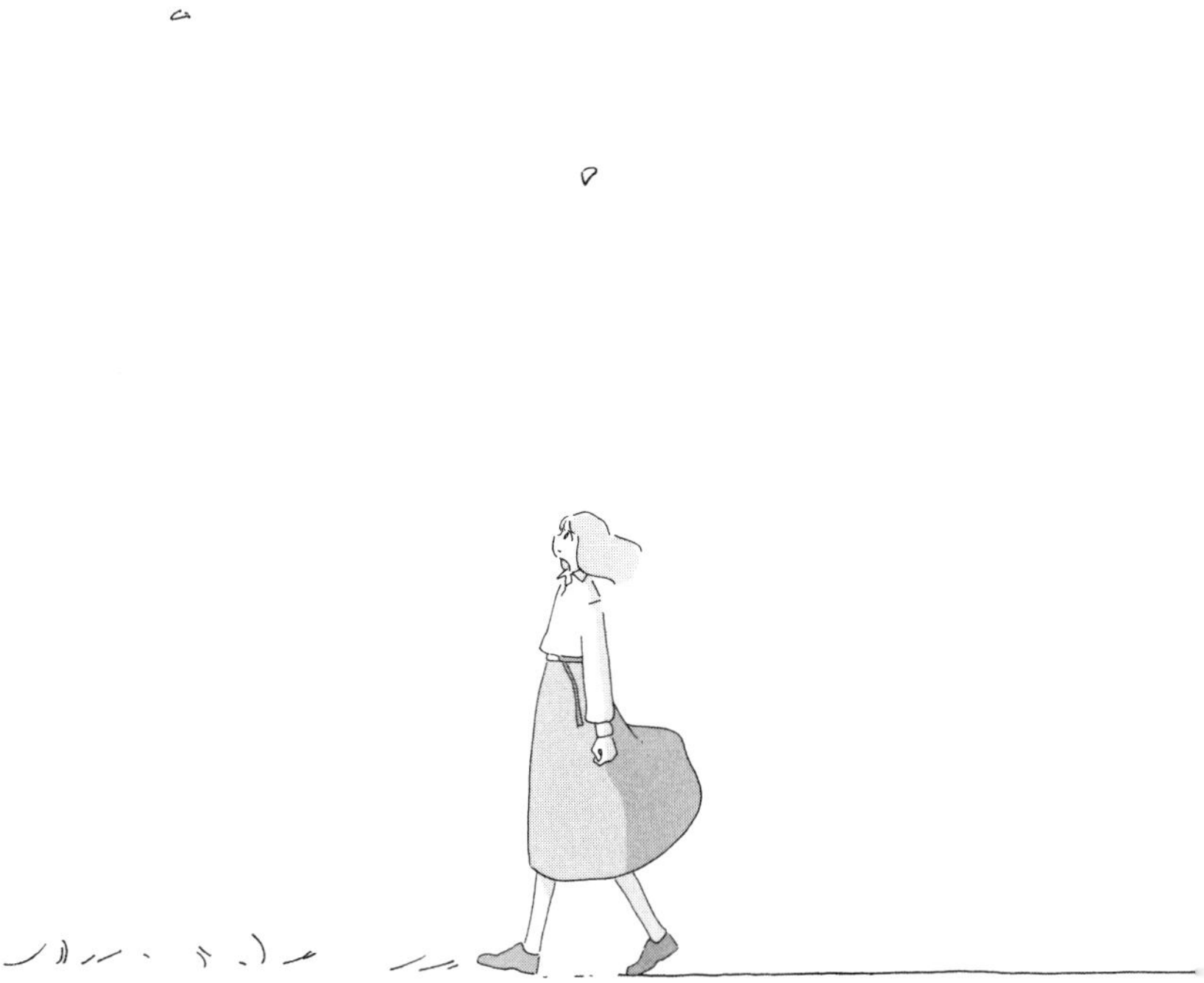

おわりに

人間が生き続ける限り、体内にがん細胞が発生することは防げません。現在、二人に一人ががんになっていますが、がんの治療法は進歩し続けていて、これから人類はがんで死なないという理想の時代を迎えます。

まさに天寿がんの時代です。

日本では、がんの予防を強調しますが、大切なのはがんになってからの心構えです。がんにはなるけれど、天寿をまっとうする、身体のどこかにがんがあるけれど、うまく共存していくという心構えを持つ、ということが大切な時代になります。

言い換えるなら、がんという不良息子と一緒にどう暮らすか、どうやってともに幸せになるか、それを考えるのが大切ということです。

この考え方が納得できると、小さなレベルでは家族、少し大きなレベルでは職場や会社、もっと大きいレベルでは社会や国家、あるいは世界というレベルでも、「不良息子」と呼ぶべき存在と共存する可能性が開けるのではないでしょうか。

がんという不良息子と一緒に幸せに暮らせる心構え。これは、まさに世界の多様性を可能にするカギなのかもしれません。

そもそも、人間の身体はダイバーシティ、多様性の世界です。

例えば、身体の一部に炎症があると、発熱が起こります。ごく一部の不具合によって全身の熱が上がるということは、局所的なものを人間の全体でいたわっているわけです。これは多様な細胞の存在を当たり前だと認めて全体が機能している証拠です。

人体と同じように、人間社会も一部の痛みを全体がいたわるようになれば、多様性を認めるのは当然だと感じられるでしょう。

天寿がんの時代になると、私たちは多様性を認める社会をつくりやすくなるのではないか。そんな希望も込めて、がんという不良息子にまつわる対話と哲学を紹介するストーリーを、この本でお贈りしました。

では、皆様の人生が少しでも明るく楽しいものになりますように。

樋野興夫

構成者あとがき

この企画が持ち上がってから実際の本になるまで、もう足掛け三年が経過してしまいました。完成に手間取ってしまったのは、すべて構成者である私に責任があります。原因を端的に明かせば、「がん哲学外来」で展開される哲学が特異すぎたため、力不足の私にはそれを小説の形へと構成するのに時間がかかってしまったのです。

先生の特異な哲学を理解するには、テーマを自分自身の人生に置き換えたり、哲学を現在進行中の自分の困難に適用してみたりといった試行をするしかなく、自分なりに少しは理解できたと思えるようになるだけでも長くかかりました。

さらにそこから、がん哲学外来の本質の一部を何とか小説へと再構成できたときには、気が付けば三年も経っていたわけです。

当初この企画は、がん哲学外来に関する既著とは角度を変えて、樋野先生独自の哲学に焦点を当てて紹介しようというものでした。

企画のご相談のために、樋野先生と最初にお会いしたのは、東京郊外の駅に隣接するビルのファミレスでした。常連客という感じのリラックスした様子で私たちの席へ歩いて来られたのが樋野先生で、そのままなんとなく話が始まったと記憶しています。初対面という緊張感がまるでなく、いつの間にか企画の話をしていました。

それで、「話すのがラクな人だな」と思った覚えがあります。なんか力が抜けているという印象で、初対面の緊張感がないし、こちらも緊張しなくて済む、そう感じました。それが先生の気遣いであり配慮だとは、うかつなことに、そのときには気が付かないほど無理のない自然な態度でした。

今思えば、あの場でも、「いつもヒマな顔」で相手が話しやすい空気をつくるという先生らしさが発揮されていたのだと分かります。

その日の話では、がん哲学外来の説明をしていただくということはなく、こちらからの質問に答えてもらうというスタンスでした。当時、私のがん哲学外来の理解は浅いものだったはずですが、私の誤解や間違いを訂正することなく先生は黙って聞いてくれたのだと思います。むしろ、先生の顔が微妙に笑っているので、私のほうで、「これは違うのかもしれない」と気づいたほどでした。

相手が間違っていても否定しないのは、「正論よりも配慮が大切」という、先生の人生哲学の一つからきていると今なら分かりますが、当時はそんなことは知りませんから、失礼ながら、「ちょっと反応の鈍い人かな」と思っていました。

先生とご相談を重ねるうちに、哲学の真意を的確に伝えるには、実際のがん哲学外来の対話をリアルに経験するのが最も望ましいと分かってきました。

そこで、インタビューで先生からがん哲学外来のエピソードをうかがって、それを題材として小説へと再構成することになったわけです。

私としては、がん哲学外来のリアルな再現ドラマを文章で構成するつもりでしたから、どうしても、リアルなエピソードが欲しいと思っていました。

ところが、実際のインタビューで、がん哲学外来の具体的なエピソードを話してもらおうとしても、先生から返ってくるのはがんの人が経験することや悩みに関する一般論の形の話ばかりでした。実際にがん哲学外来の現場で先生が話している言葉は、先生の哲学を表す発言だけだったのですが、それだけではどうしても小説としてリアルさに欠けます。困ったことになったと思いました。

「やっぱり患者さんのプライバシーの問題なんだろうな」と勝手に考えて、一応は納得したものの、企画意図を考えれば、やはり実際のがん哲学外来のサンプルが欲しいところです。

そこで、私自身が疑似的にがん哲学外来の面談者になって先生に答えてもらうことを試みました。実は私の父は数年前に胃がんで亡くなっており、私が父の治療方針について余計な口をはさんだことで、かえって父を苦しめたのではないかという後悔がずっとありました。そのことをテーマにしてがん哲学外来に近い対話をしてもらおうとしたのです。

しかし、対話は一向に弾まず、一方的に私が話すばかりで、先生からは短いとらえどころのない言葉ばかり。正直なところ期待外れでした。ただ、なぜかは分からないものの、対話が終わった後で「話して良かった」とは感じていたのです。

実は、父のがんに対する後悔については、私の中ですでに一応の答えができ上がっていて、先生に相談したいほど悩んでいたわけではありませんでした。インタビューのときはともかく、今は分かるのですが、多分、先生は私の出していた答えを肯定するだけで十分だと判断されたため、短い言葉を返すのにとどめたのでしょう。

要するに、先生は「その答えで大丈夫だよ」と暗に伝えてくれたのだと思うのです。

がん哲学外来の対話は、人生哲学を真に語り合うためのものですから、先生としてはこれが適切な反応でした。実際、私は「話して良かった」と満足を感じていたのですから。

けれど、当時の私にはそうしたことが分かりませんから、小説っぽいリアルなやり取りのサンプルをまたしても得られず、ただ困惑しただけでした。

私のジレンマは、先生の人生哲学の核心にまだ気づいていなかったことが原因で起こっていました。何度インタビューを重ねても、この核心にはまるで近づくことができなかったのです。

ヒントをつかんだと感じることができたのは、最後のインタビューでのことです。その日、二時間を予定していたインタビューが、相変わらずがん哲学外来の核心に近づけないままで一時間余りを過ぎた頃、突然、ある質問が頭に浮かび、そのまま先生にぶつけていました。

「もしかして、先生は話している相手のがん細胞が見えているのでは？」

すると、樋野先生は平然とこうおっしゃったのです。

「うん。いつもそう」

まるで相手の身体を透かすようにその人のがん細胞を見ながら話をする人が、本当に存在する。この発見は、私にとって大きなショックでした。

目の前の相手の身体には、どんな場所にどんながん細胞があるか長年の経験で想像し、そのがんがその人の人生にどんな困難や悩みや、あるいは転機をもたらすだろうかと考えながら、相手の心を慮って話をする。それは、何千何万という多種多様ながんを見てきたベテランの病理医だからこそ、可能な業なのでしょう。

この業こそが樋野先生の人生観の特異さの根源であり、がん哲学外来で展開される哲学の核心だったのです。

先生は独自の哲学についてご自分から話すことはしません。相手に押し付けないためにです。こちらがそれについて尋ねたときだけ話してくれます。そのため、この瞬間まで私はがん哲学外来の核心を感じることができなかったのでした。

さて、ようやく核心に触れたこのときから、先生の驚くべき哲学の真意に近づこうとあがき、その発露であるがん哲学外来の対話を小説の形でいかに構成すべきか、悩む日々が始まりました。

まず、「自分ががんになったらどんな気持ちになるか」と想像してみました。

それが分かれば先生の言葉の意味も分かるかもしれないと考えましたが、がんになった人の気持ちが簡単に分かるわけもなく、患者さんの著書などを読んでも単に分かったような気になるだけで、本当のところは分かったとは言い難い。

また、医学書などを必死に勉強してがんという病気について知識を仕込んでみても、しょせん付け焼刃、ベテラン病理医の哲学に達するわけもありません。

結局、先生がこれまでの著書で紹介している言葉の真意をつかめないまま、どんどん時間が過ぎていきました。

実は、解決の糸口になったのは、ごくプライベートな私自身の精神的な困難でした。さまざまな偶然が重なり、気づかないうちに、私は軽い抑うつ症状に陥っていたのです。自分ではわけが分からないまま、ほとんど何をする気力もない状態になっていました。

いわゆる男性更年期の年齢に差し掛かっていてうつになりやすかったことに加え、新型コロナに起因する仕事上の難題を抱え、さらには家族にも複数の問題が次々と起こっていました。それらに悩み、右往左往するうちに不眠になって、精神的にも肉体的にもすっかり参っていたのです。

まるで灰色の世界に閉じ込められたようになっていた私が、そこから脱出できたのは、またしても、先生の言葉がきっかけでした。

その言葉はメールで届きました。私が先生からのメールに気づいたとき、企画が立ち上がってから、もう二年近くが経過していました。

私はもうとっくに見放されているものと思っていたので、先生から企画の中止を宣告されるのではないかと恐れていました。それとも、企画が進まないことへの怒りの言葉があるのでしょうか。

私はビクビクしながらメールを開いたのです。すると、そこにあったのはこんな言葉でした。

「本の出るのが楽しみですね」

まだ待っていてくれている。驚くと同時に、救われたと思いました。すると、突然、先生のある言葉が理解できたのです。

「つらい人には、ただ寄り添っていてあげるだけでいい」

本当にそうだった。誰かが待っていてくれるだけで、心が救われることがあると、そのとき私は実感していました。

これがきっかけになり、少しずつ、うつ状態から回復していきました。その過程で、インタビューで聞いた先生の言葉を一つずつ自分の心に言い聞かせていくうち、すべてではないものの、いくつかの言葉が自分に変化を与えてくれるのを感じたのです。

このとき、変則ではありますが私もまた、がん哲学外来の面談者として樋野先生との対話を経験させていただいた気がしました。

つまり、先生の言葉を理解しようとしていたちょうど同じときに精神的に苦しんだことで、期せずして、かつて望んだがん哲学外来の面談者になれたわけです。

こうした経験を核として、インタビューの内容を、対話を中心とした幾本かの短いストーリーへと構成していったのが、本書です。

私がそうだったように、この本の読者の皆様にも、がん哲学外来の面談者として先生の言葉が心に届いてほしい。そして、内心にあるかもしれない困難を解消するきっかけになりますようにと、心より願っております。

加納則章

【著者紹介】
樋野興夫（ひの　おきお）
順天堂大学名誉教授、新渡戸稲造記念センター長、恵泉女学園理事長。1954年島根県生まれ。医学博士。癌研究会癌研究所、米国アインシュタイン医科大学肝臓研究センター、米国フォックスチェイスがんセンターなどを経て現職。2002年癌研究会学術賞、2003年高松宮妃癌研究基金学術賞、2004年新渡戸・南原賞、2018年朝日がん大賞、長與又郎賞。2008年順天堂医院に開設された医療現場とがん患者の隙間を埋める「がん哲学外来」が評判を呼び、翌年「NPO法人がん哲学外来」を設立し、理事長に就任。これまで5000人以上のがん患者と家族に寄り添い生きる希望を与えてきた。その活動は「がん哲学外来カフェ」として全国各地に広がっている。著書に、『がん哲学外来へようこそ』（新潮社）、『明日この世を去るとしても、今日の花に水をあげなさい』（幻冬舎）、『生きがいに気づく、いい言葉』（PHP研究所）などがある。

もしも突然、がんを告知されたとしたら。

2023年5月4日発行

著　者――樋野興夫
発行者――田北浩章
発行所――東洋経済新報社
〒103-8345　東京都中央区日本橋本石町 1-2-1
電話＝東洋経済コールセンター　03(6386)1040
https://toyokeizai.net/

装　丁…………藤塚尚子（etokumi）
ＤＴＰ…………etokumi
イラスト…………カシワイ
印　刷…………港北メディアサービス
製　本…………積信堂
編集協力………加納則章
編集担当………水野一誠

Printed in Japan　ISBN 978-4-492-04730-9